Barbara Bojack

Ärztinnenbuch – Pionierinnen der Medizin

Biographien von Ärztinnen im 20. und 21. Jahrhundert

Barbara Bojack

Ärztinnenbuch – Pionierinnen der Medizin

Biographien von Ärztinnen im 20. und 21. Jahrhundert

lehmanns media

Impressum

Bibliografische Information der Deutschen Nationalbibliothek
Die Deutsche Nationalbibliothek verzeichnet diese Publikation in der Deutschen Nationalbibliografie; detaillierte bibliografische Angaben sind im Internet unter http://www.dnb.de abrufbar.

Helmholtzstr. 2-9
10587 Berlin
Umschlaggestaltung: Jasmin Plawicki, Leipzig
Abbildung: Prof. Ingeborg Rapoport. Bundesarchiv, Bild 183-1985-1030-036/CC-BY-SA 3.0
Satz & Layout: LaTeX(Libertinus) Volker Thurner, Berlin
Druck und Bindung: Totem • Inowrocław • Polen

ISBN 978-3-96543-502-5 www.lehmanns.de

Inhaltsverzeichnis

Kapitel 1

Historische Einführung

Noch immer ist die Geschichte der Medizin in weiten Teilen eine Geschichte der Ärzte, also der Männer. Von Hippokrates über Galen, Paracelsus bis hin zu Virchow, Koch und Sauerbruch (Brinkschulte, 2006).

Biographien von Frauen, die Medizingeschichte geschrieben haben, sind kaum geläufig. Ebenfalls bekannt ist, wie langwierig und zäh der Zugang zum Medizinstudium sich für Frauen gestaltete und wie schwer in Deutschland darum gerungen wurde.

Werden heutzutage Studentinnen nach ihrer Studienmotivation befragt – diese machen mittlerweile nahezu 70 % aller Studienanfänger in der Medizin aus –, oder nach Wünschen bzw. Vorstellungen über ihre spätere ärztliche Tätigkeit, so werden Vorstellungen, die nach Führungspositionen oder einer wissenschaftlichen Karriere abzielen, selten genannt. Ehrgeiz, was Position oder wissenschaftliche Karriere anbelangt, scheint eher selten zu sein. Mit großer Hartnäckigkeit halten sich offensichtlich die Rollen, die üblicherweise einer Frau zugeschrieben werden. Offensichtlich geht es Frauen vor allem darum, Karriere,

Beruf und Familie zu vereinbaren, dafür verzichten Frauen eher auf entsprechende Positionen (Hohner, et al., 2003).

Einen interessanten Blick eröffnet Luise Büchner mit ihrer Beobachtung:

> „Maria Vögtlein, jetzt Professor Heim (...) steht fest auf eigenen Füßen, inmitten eines großen Kreises, in dem sie Gutes tut, Leiden lindert, Hilfe schafft".

Luise Büchner schreibt über den „riesigen" Schreibtisch, „der eine Wand schmückt und dazu eingerichtet ist, dass zwei Studenten daran bequem nebeneinander Platz haben. Es war mir dieser Tisch ein Symbol, ein erstes sichtbares Zeichen dafür, wie Mann und Frau geistig ebenbürtig nebeneinander schaffen und wirken können" (Schmidt, 2013).

An dieser Stelle wird schon deutlich, wie Interaktionen von Frauen und Männern in positiver Weise verzahnt sein können.

Da offensichtlich im 21. Jahrhundert Frauen zunehmend im ärztlichen Bereich anzutreffen sind, stellt sich die Frage, inwieweit das Rollenverständnis überprüft werden sollte.

Ein Blick in die Vergangenheit könnte dazu verhelfen, die Gegenwart zu verstehen, um die Zukunft zu gestalten. Deshalb werden einige historische Daten zu den Anfängen des Berufseinstiegs von Frauen in die Medizin dargestellt.

Dorothea Christiane Erxleben, geborene Leporin (1715–1761), war, wie bereits erwähnt, die erste promovierte Ärztin in Deutschland. Es handelte sich um eine Ausnahmeregelung durch Friedrich den Großen (Brinkschulte, 2006, S. 10).

Die Recherchen von Schmidt und Bahnschulte-Friebe (Schmidt, 2013) brachten folgendes zutage:

Bis 1908 wurden Frauen grundsätzlich nicht zum Studium zugelassen. Das betraf auch das Medizinstudium. Vereinzelt kämpften sich Frauen durch.

Die ersten Ärztinnen absolvierten ihre Studien in der Schweiz. Emilie Lehmus und Franziska Tiburtius waren die beiden ersten deutschen Frauen, die 1870 in Zürich Medizin studieren konnten.

Lehmus ließ sich 1876 in Berlin nieder. Ein Jahr später eröffnete sie gemeinsam mit Tiburtius „Die Poliklinik weiblicher Ärzte für Frauen“ in Berlin.

Der Eintritt von Frauen in das Berufsleben des Arztes vollzog sich in einer Atmosphäre von hohen öffentlichen Erwartungen und tiefem kollegialen Misstrauen. Die Ärztinnen sahen sich hohem Misstrauen und im Grunde genommen Ablehnung gegenüber. Notwendig war allerdings für die Arbeit, dass Anerkennung und zumindest die Duldung durch die männlichen Kollegen erfolgte (Bleker 2000).

Bis 1901 praktizierten 33 Ärztinnen, welche eine ausländische Approbation erworben hatten, in Deutschland. Ein Großteil legte später das deutsche Staatsexamen ab. Dies war notwendig, um die Gleichstellung mit den männlichen Ärzten zu erreichen (Bleker 2000).

In öffentlichen Krankenhäusern oder bei Behörden wurden die Ärztinnen zunächst nicht zugelassen. Polikliniken, Pflegeanstalt und Privatklinik waren die Einheiten, in denen bis zur Jahrhundertwende Frauen von Frauen behandelt werden konnten. Es waren auch die einzigen Einrichtungen, in denen die Ärztinnen mit deutscher Approbation operieren und behandeln konnten.

Um eine Wertung abzugeben – der Weg der ersten Ärztinnen war steinig.

Die weiteren Recherchen (Brinkschulte, 2006) zeigten: Bedingt durch Engpässe in der medizinischen Versorgung wurde nach dem Bundesratsbeschluss vom 1. August 1914 denjenigen Medizinstudierenden, die bereits die ärztliche Prüfung abgelegt hatten, unter Auslassung des praktischen Jahres die Approbation sofort erteilt. Voraussetzung war die Bereitschaft, sich den zuständigen Behörden für den Kriegseinsatz zur Verfügung zu stellen. Dazu erklärten sich Medizinstudentinnen ebenso bereit wie ihre männlichen Kollegen.

1919 wurde die letzte Hürde genommen, nämlich die, dass Frauen an deutschen Universitäten auch in der Wissenschaft tätig sein konnten. Bis zu diesem Zeitpunkt hatten Frauen nämlich noch kein Habilitationsrecht. Erst der Ministerialratserlass vom 21. Februar 1920 räumte dies auch dem weiblichen Geschlecht ein und ermöglichte es Frauen, eine wissenschaftliche Laufbahn an der Universität einzuschlagen.

Edith Stein war die erste, die nach mehrfachen vergeblichen Versuchen, zur Habilitation zugelassen zu werden, eine Eingabe an das Ministerium für Wissenschaft, Kunst und Volksbildung machte.

1929 habilitierten sich zwar 46 Frauen in verschiedenen Wissenschaftsdisziplinen, aber lediglich zwei von ihnen hatten eine reguläre Professur. Der Medizinerin Rahel Hirsch wurde der Professorentitel verliehen, die Lehrbefugnis hatte sie dadurch nicht erlangt. Damit war Rahel Hirsch die erste weibliche preußische medizinische Professorin. Sie musste allerdings wegen ihrer jüdischen Herkunft 1938 nach England auswandern.

Im Deutschen Reich praktizierten 3 400 Ärztinnen, 572 Ärztinnen wurden als nicht arisch bezeichnet. Etwa 20 % der Ärztinnen gehörten der NSDAP an. Dies war eine hohe Zahl im Vergleich zu den Frauen im Deutschen Reich, von denen nur 0,5 % der NSDAP beitrat (Brinkschulte, 2006, S. 28).

Ärztinnen wirkten in rassedienlichen Einrichtungen mit, ebenso bei der Mütterschulung und Aufklärung der Mädchen.

Über die Mitwirkung von Ärztinnen in Konzentrationslagern und Tötungsanstalten des Euthanasieprogramms ist bislang wenig bekannt.

Jedoch sollte eine Gedenktafel, ein Werk von Uwe Risch, nicht unerwähnt bleiben, nämlich die am ehemaligen Gesundheitsamt der Stadt Frankfurt, Braubachstraße 18–22. Auf dieser ist zu lesen, dass Frau Eva Justin zusammen mit Herrn Robert Ritter vor und nach dem 2. Weltkrieg eine tragende Rolle im Gesundheitsamt gespielt hatten. Während der Nazizeit waren sie an der Vernichtung von Menschen beteiligt, vornehmlich Sinti und Roma. Es ist nicht bekannt, dass sie sich dafür zu verantworten hatte, ebenso wenig wie ihre männlichen Kollegen. Interessanterweise konnte über deren Taten erst posthum gesprochen werden.

Kapitel 2

Konzept und Überlegungen zu den Interviews

Es gibt kaum Biographien von Ärztinnen und kaum Lebensläufe, die deren Werdegang beschreiben. Deshalb wurde die Notwendigkeit gesehen, Interviews mit Ärztinnen zu führen und einen Einblick in den Werdegang von Ärztinnen zu geben.

Mittlerweile sind 43,8 % der berufstätigen Ärzt*innen in Deutschland weiblich (BÄK, 2013), so der Stand am 31.12.2011. Der Anteil der Ärztinnen an der Gesamtzahl der berufstätigen Ärzte ist bis zum Jahre 2021 weiter angestiegen und liegt bei 48,5 Prozent. [15]

Früher war das anders, lange wurden Frauen nicht zum Studium zugelassen. Als einer der Gründe galt, dass Frauen, speziell während der Menstruation, einen spezifischen Geruch verbreiten, der Männern nicht zumutbar sei. Diese Aussage ist keiner genauen Quelle zuzuordnen.

Deshalb ist es wichtig einen Blick auf den Berufsweg von Ärztinnen zu werfen:

- Dorothea Christiane Erxleben war die erste Frau, die Ärztin in Deutschland war. Das war im 18. Jahrhundert.
- Hope Bridges Adams Lehmann war die erste Frau, die in Deutschland ein Medizinstudium 1880 mit dem Staatsexamen abschloss. Dazu war sie während ihrer Studienzeit in Leipzig in Männerkleidung und mit Kurzhaarschnitt aufgetreten, um nicht aufzufallen. Für die ersten Frauen, welche Medizin studieren wollten, war dies offiziell zunächst nur in der Schweiz und erst später in Deutschland möglich – zwischen 1900 und 1909 (Schrader, 2009).

Schließlich war es soweit, dass Frauen zwar studieren durften, aber in den entsprechenden Positionen oder Fachrichtungen sind sie immer noch nicht ihrem Anteil gemäß vertreten. Dies gilt zum Beispiel für die Positionen des Oberarztes, des Klinikchefs, des Lehrstuhlinhabers, ganz besonders in chirurgischen Fächern, aber nicht nur in diesen. Gibt es dafür Gründe?

Frauen sind in der Familie anders verankert, als es bei den männlichen Kollegen üblich ist. Das mag mit ein Grund sein, sicher nicht der einzige, der erklärt, weshalb nur wenige Frauen führende Positionen bekleiden. Lebensläufe von Frauen unterscheiden sich offensichtlich von denen der Männer und verlaufen anders.

Es stellt sich die Frage, welche eigenen Anteile bei Frauen vorliegen, wie Strukturen und Gesellschaft (im Wandel) gestaltet sind, welche Ressourcen und Unterstützungen bestehen, Möglichkeiten wahrzunehmen. Damit wäre denkbar, im historischen Vergleich der 50er, 60er, 70er und 80er Jahre Selbstdeutungen und Gründe zu finden und ggf. deren Änderung zu beobachten.

Durch entsprechende Recherchen und die Befragung von Zeitzeugen ist eine Beschreibung der Situation der Frau (und Ärztin) in der jeweils historischen Periode möglich. Eventuell lassen sich Vergleiche ziehen. Um zu sehen, wie sich solch weibliche Lebensläufe gestalten, bot sich die Möglichkeit an, Ärztinnen dazu zu befragen.

Kapitel 3

Forschungsstand

Blickwinkel der Arbeit ist, zunächst zu sehen, wie Lebensläufe von Ärztinnen gestaltet sind. Daraufhin werden diese Lebensläufe untersucht auf Inhalt, Struktur und weiteren Aspekten. Anschließend werden sie der Fragestellung entsprechend ausgewertet.

Bei der Durchsicht der Literatur fallen folgende Bücher auf:

Männer und Frauen der Medizin. Illustrierte Kurzbiografien zur Geschichte der Medizin (Helfer & Winau, 1986). In diesem Buch spielen Frauen eine untergeordnete Rolle, da kaum welche vorhanden sind.

Es gibt 2 weitere Schriften, z. B. „Seniorinnen erinnern sich. Kindheitserfahrungen aus der Kriegs- und Nachkriegszeit" und „Seniorinnen erinnern sich II. Medizinstudium – und was dann? Wünsche – Wege – Wirklichkeiten" Es handelt sich um Buchprojekte aus dem Forum 60+ des Deutschen Ärztinnenbundes. Die beiden letzten Titel erschienen beide im Eigenverlag, was für sich schon eine Aussage darstellt.

Es gibt diverse Zusammenstellungen von weiblichen Lebensläufen. Ein großer Teil ist unveröffentlicht und ruht in Archiven (so die Auskunft von Frau Prof. Kaczmarczyk am 4.10.2013 im Rahmen eines Gesprächs auf dem 33. Wiss. Kongress des DÄB,

„Medizin im Wandel der Zeit und Herausforderungen", Berlin). Bei dem anderen Teil handelt es sich um Zeitschriftenbeiträge oder Buchbeiträge (z. B. (Schrader, 2009)), (Dettmer, 2006)) zu ähnlichen Themenkreisen oder es liegt Sekundärliteratur vor, teilweise handelt es sich um Werke, die nicht direkt in den Bereich Sachbuch fallen. Beispielhaft soll hier das Werk „Fräulein Professor" (Chevallier, 1998) genannt werde. Dabei handelt es sich um ein Buch zum Leben von Rahel Hirsch.

Die Literaturausbeute zeigt, dass es notwendig ist, weibliche Biografien in der Medizin zu erheben und sie dann auszuwerten. Hier könnten Hinweise enthalten sein, wie es dazu kommt, dass Frauen in diesem Berufsbereich zwar vertreten sind, jedoch nicht in höheren Positionen.

Es wird erwartet, dass durch die Interviews neue Aspekte und Hintergründe und die Änderungen im Wandel der Zeit zutage treten.

Da es relativ wenige Biografien von Ärztinnen gibt, die aufgearbeitet sind, handelt es sich hier um eine Ausgangssituation. Deshalb sind die Fragen, die durch diese Arbeit beleuchtet werden könnten, relativ grundlegend gehalten. Damit stellt sich die Frage, unter welchem Blickwinkel dieses Ärztinnenbuch gelesen werden kann.

Kapitel 4

Umsetzung

Interviewführung

Sie gliedert sich, wie bei Kleemann (Kleemann, 2009, 1.Aufl.), S. 74 ausgeführt, in 3 Teile, nämlich in Erzählaufforderung, erzählgenerierendes Nachfragen und ergänzende Beschreibung und Stellungnahmen.

Damit beginnt das narrative Interview mit einer ausdrücklichen Aufforderung zu erzählen. Der Interviewer grenzt dabei den Gegenstand der erwarteten Erzählung genauer ein und bittet jetzt möglichst genau und umfassend so zu erzählen, wie es gerade dem Befragten einfällt. Der Interviewer gibt dabei keine Kommentare und keine Zwischenfragen ab, er animiert nur zu sprechen, ist aufmerksam, was er durch Nicken oder Hörsignale wie „ja", „m-hm" zeigt.

Wenn der Befragte seine Darstellung zum Abschluss gebracht hat, kommen erzählgenerierende Nachfragen zu einzelnen Aspekten der vorangegangenen Erzählung zum Einsatz.

Zuletzt wird der Befragte durch entsprechende Nachfragen systematisch zu abstrahierenden Beschreibungen und argumentativen Stellungnahmen aufgefordert.

Dies bedeutet, der Interviewte kann seinen Gedanken freien Lauf lassen, sie formulieren und aussprechen. Vom Interviewer wird er dazu motiviert und ermuntert durch entsprechende Gesten und Aufmunterungen.

Transkription

Nachdem das Interview nun auf Tonband vorliegt, wird die Transkription durchgeführt. Dabei gibt es verschiedenes zu beachten (Kleemann, 2009, 1. Aufl., S. 76 ff).

Das auf Tonband aufgezeichnete Interview wird im Wortlaut in Schriftform verfasst. Sofern es parasprachliche Elemente gibt, wie zum Beispiel Hüsteln, oder Räuspern, Stille oder Pausen, werden diese festgehalten.

Auch die Signale des Interviewers, indem er „ja" sagt oder entsprechende Hörsignale von sich gibt, werden notiert.

Hier wurde der besseren Lesbarkeit zuliebe der fortlaufende Text notiert, auf die Notierung der Fragen und Aufmunterungen wurde verzichtet, um die Flüssigkeit des Textes zu bewahren.

Möglich wäre es, eine Narrationsanalyse anzuschließen. Damit könnte der Einzelfall insgesamt analysiert und aufgeschlüsselt werden und es wäre ein fallvergleichendes Verfahren möglich. Typische Unterschiede und Gemeinsamkeiten ließen sich untersuchen und herausarbeiten. Die Interviews sind allerdings auch durch die bisherige Darstellung intensiv und aufschlussreich. Deshalb wurde auf die Analyse verzichtet; diese könnte jederzeit angeschlossen werden unter Zuhilfenahme des Gesamtinterviews.

An dieser Stelle folgen nun die Interviews, sie wurden chronologisch angeordnet. Dadurch entsteht eine Sicht auf Lebensläufe von Ärztinnen im Zeitverlauf und die veränderten Situationen, denen sie sich anzupassen und zu stellen hatten und haben.

Kapitel 5

Lebensgeschichten

Frau Dr. W.

Ich bin im Jahr 1925 geboren. Mein Vater war Stadtbaurat und meine Mutter Lehrerin. Ich hatte eine um fünf Jahre ältere Schwester, welche ebenfalls Ärztin geworden ist. Meine Mutter musste ihren Beruf als Lehrerin mit der Heirat aufgeben, weil damals nur einer in der Familie Beamter sein durfte.

Mit meinem Ehemann, dem im Jahr 2006 verstorbenen Kinderarzt Dr. Helmut W., habe ich vier Kinder.

Meine Kindheit verbrachte ich in Goslar, absolvierte dort auch die „Oberschule" wie das Gymnasium in der Nazi-Zeit genannt wurde. Nach dem Abitur wollte ich studieren, wurde aber zunächst für den Reichsarbeitsdienst verpflichtet und so in der Landwirtschaft und als Notlehrerin in der Kaschubei (nördliches Polen) eingesetzt. Von dort musste ich in den letzten Kriegstagen fliehen. Ich floh zu den Eltern nach Goslar.

Bereits als Schülerin entwickelte sich mein Berufswunsch, Ärztin zu werden. Ich bewunderte Albert Schweitzer. Außerdem eiferte ich meiner Schwester nach, die bereits Medizin studierte. Da nicht sicher war, ob mein „Kriegsabitur" anerkannt werden würde, nahm ich an einem Kurs für Kriegsheimkehrer teil. Ich bewarb mich deutschlandweit immer wieder um einen Studienplatz. Dieses gestaltete sich so schwierig, weil die aus dem Krieg zurückgekommenen Männer bevorzugt werden mussten.

Schließlich konnte ich mit dem Studium an der neu eröffneten Universität Mainz beginnen, wechselte später nach Göttingen und Marburg. In Marburg legte ich mein Staatsexamen ab.

Das damals unbezahlte Pflichtassistentenjahr absolvierte ich wieder in Goslar. In all dieser Zeit hatte ich keine eigenen Einkünfte und wurde von meinen Eltern unterstützt.

Inzwischen war ich verheiratet und hatte einen Sohn, der von meiner Mutter versorgt wurde. Es war gar nicht so einfach, die Stillzeiten mit der Kliniktätigkeit zu kombinieren. Nach der Geburt des zweiten Kindes zogen wir nach Göttingen und bewohnten dort ein Zimmer mit einem Kohleofen. In den folgenden Jahren bekamen wir noch zwei weitere Kinder. In dieser Zeit war ich nicht als Ärztin tätig.

Mein Ehemann machte sein Pflichtassistentenjahr im ausgelagerten Hamburgischen Krankenhaus und arbeitete später in Göttingen als wissenschaftlicher Assistent am physiologischen Institut. Es wollten damals viele die ärztliche Ausbildung machen, sodass man froh sein musste, überhaupt eine Stelle zu bekommen.

Vor der Geburt der Kinder fertigte ich noch meine Dissertation an zu einem Thema, das die Früherkennung des Cervix-Carcinoms betraf. Es handelt sich um die Abstrich-Diagnostik, die bei den Routine-Konsultationen regelmäßig durchgeführt werden sollte, was für uns heute selbstverständlich ist.

Anfang der 60er Jahre begann ich, Vertretungen zu machen im Sanatorium Dr. S. in Hahnenklee-Bockswiese im Oberharz. Der Leitende Arzt Dr. J. führte schon damals häufig Psychotherapien durch und war mir auch durch seine Persönlichkeit ein Vorbild.

Das bestärkte mich in meinem Wunsch, Psychotherapeutin zu werden.

Nachdem die Kinder aus dem Gröbsten heraus waren, absolvierte ich ein Psychiatrisches Jahr in Merzhausen bei Kassel. Anschließend arbeitete ich als Assistenzärztin an der Klinik für Psychotherapie in Tiefenbrunn bei Göttingen. Während dieser Zeit besuchte ich regelmäßig die Vorlesungen an der Psychiatrischen Universitätsklinik Göttingen und bildete mich dort weiter. Da mein Mann einen Ruf nach Gießen zur Leitung der Kinderklinik erhielt, siedelten wir dorthin. Ich eröffnete 1978 im Alter von 52 Jahren eine psychotherapeutische Praxis und beendete meine Tätigkeit im Alter von 75 Jahren.

Selbstverständlich wurde diese Zeit von einer großen Anzahl an Fortbildungen, Arbeitstagungen und Kongressen begleitet.

Da ich keine Lehranalyse machen durfte – ich sei zu alt und müsse die wenigen, existierenden Plätze den Jüngeren überlassen – machte ich parallel zu meiner Praxistätigkeit eine Ausbildungsanalyse.

Bei den Psychotherapien bevorzugte ich die psychoanalytisch orientierte Psychotherapie, die mit dem Konzept des Widerstands gegen Verdrängtes operierte. Mein Verständnis des Widerstands wandelte sich, als ich die neu aufkommende, amerikanische positive Psychotherapie kennen lernte.

Für die Zukunft der gesellschaftlichen Entwicklung wünsche ich mir die Einführung eines Unterrichtsfaches „Kindererziehung“. Fast jeder Mensch hat im Laufe seines Lebens in irgendeiner Form mit Kindern zu tun und es wird viel falsch gemacht. Obwohl ich selbst, den Gepflogenheiten der 50er Jahre entsprechend, meine Kinder, bis auf die jüngste Tochter, noch sehr streng erzogen habe, möchte ich mich für eine warmherzige, geduldige Erziehung stark machen. Ich ahnte durch meine Ausbildung zunehmend, dass hier Veränderung notwendig war – und war auch immer offen für entsprechende Veränderungen. Auch spielt nach meinem Dafürhalten der Vater eine wichtige Rolle in der

Familie. Er vertritt andere Werte, andere Erziehungsmethoden und das Kind lernt eine vielfältigere, buntere Welt kennen.

Frau Dr. Gudrun R.

Ich wurde 1924 in München geboren. Unsere Familie kam 1931 nach Gießen. Die Grundschule besuchte ich seit 1930 und von 1934 bis 1942 die Oberschule für Mädchen in Gießen, die ich mit der Reifeprüfung abschloss.

Ein Jahr blieb ich im elterlichen Haushalt, da meine Mutter nach der Geburt ihres vierten Kindes gestorben war. So musste ich nicht in den Reichsarbeitsdienst, was für Studierende vorgeschrieben war.

Im März 1943 war der Beginn des Medizinstudiums an der Uni Gießen. Im NS-Staat war es Pflicht, vier Semester an der sportlichen Grundausbildung teilzunehmen. Medizin studierten damals viele Frauen und Wehrmachtsangehörige (ganze Kompanien).

1944 absolvierte ich das Vorphysikum. Ich musste 2 Semester Krankenpflegedienst machen und war in der Universitäts-Frauenklinik und im Standortlazarett Gießen tätig.

Durch die Bombenangriffe und Nachkriegszeit wurde die Uni Gießen geschlossen. Für alle Fakultäten wurde schon Ende 1944 der Lehrbetrieb eingestellt. Erst 1946 konnte ich mit 30 Studierenden aus Gießen an der Uni Marburg zum weiteren Studium ankommen.

1947 legte ich das Physikum an der Uni Marburg ab. In Marburg wurden vorwiegend die Kriegsheimkehrer, Kriegerwitwen und Frauen, die ihr Studium schon begonnen hatten, zugelassen. Die Hörsäle waren überfüllt, anfangs waren überalterte Professoren tätig. Marburg war wenigstens von Kriegseinwirkungen verschont geblieben, nur die Augenklinik (in Bahnhofsnähe) war zerstört worden.

Unter uns waren auch jüdische Studierende, auch Zahnmedizinerinnen aus Polen und teils ehemalige KZ-Häftlinge. Unterkünfte für Studierende waren rar. Ich wohnte mit einer Jurastudentin zusammen in einer Mansarde mit 3 kleinen Zimmern: Ein kleiner gemeinsamer Wohnraum, geheizt durch einen

Kohleherd, 2 Schlafzimmer ungeheizt, die Toilette im unteren Stockwerk, fließendes Wasser nur im sogenannten Wohnraum.

Die Miete betrug etwa 20,- DM (mit Frühstück). In der Mensa gab es Mittagessen für 60 Pfennige, in der Volksküche für 10 Pfennige. Während meiner Examenszeit gelang es mir, für 50,- DM ein Zimmer mit Zentralheizung und Fließwasser zu ergattern.

1951 legte ich das Staatsexamen an der Universität Marburg ab. Danach ging ich nach Gießen an die Uni zurück, die medizinische Fakultät hatte da erst wieder aufgemacht und ich wohnte bei meinen Eltern.

Ich war während meiner einjährigen Pflichtassistentenzeit an der Gießener medizinischen Poliklinik, Nervenklinik und Augenklinik tätig. An der Augenklinik machte ich meine Promotion 1952.

Von 1953 bis 1954 war ich in einem Belegkrankenhaus in einer hessischen Kleinstadt tätig. Es gab dort Belegärzte für Innere Medizin, Chirurgie, Gynäkologie, Ohren-, Augenheilkunde und Tuberkulose (kleine Isolierstation).

Ich war mit 2 Assistenzärzten für die stationären Patienten verantwortlich, hatte Bereitschaftsdienst, machte Laboruntersuchungen, assistierte bei Operationen in Chirurgie und Gynäkologie und nahm an Röntgenuntersuchungen teil.

Die Fachärzte hatten ihre Praxen in der Stadt. Ich war bei der AOK und BfA versichert und wohnte im Schwesternwohnheim und wurde dort verpflegt.

Sonstige Bereitschaftsdienst-Zulagen gab es nicht. Ich hatte eine halbe Assistentenstelle, bekam 350 DM brutto, nach Abzügen 190 DM netto.

Es wurde sehr viel operiert von einem ausgezeichneten Facharzt. Als Narkosemittel standen damals Äther und Lachgas zur Verfügung. Der gynäkologische Kollege war sehr gut, sodass ich an gynäkologischen Operationen und der Geburtshilfe teilnahm.

1954 war ich einen Monat als Landvierteljahrpraktikantin tätig. Ich wollte dann eine Stelle in der Kinderheilkunde haben, fand aber keine. So strebte ich die Weiterbildung in der Inneren Medizin an und ging in Gießen in die Universitätsklinik für Innere Medizin (Leiter Prof. B.).

1955 bis 1956 war ich dort als unbezahlte Volontärassistentin. Ich konnte bei meinen Eltern wohnen. In dieser Klinik hatte ich kein Gehalt und keine Versicherungen.

Die Niederlassungsfreiheit und Kassenzulassung gab es erst ab 1959, deshalb war es kaum möglich eine bezahlte Stelle in den Kliniken zu bekommen; auch bei Bewerbungen in anderen Krankenhäusern bekam man Absagen; so machte ich ein halbes Jahr Praxisvertretungen.

Ende 1956 fand ich eine volle internistische Assistentenstelle in einem Kreiskrankenhaus in Niedersachsen, wo ich von 1956 bis 1984 blieb. 1961 konnte ich die Facharztanerkennung in der Inneren Medizin erwerben.

Das Haus hatte insgesamt 250 Betten, davon waren etwa 120 auf der Inneren Abteilung; auch eine Röntgenabteilung war vorhanden. Außerdem gab es eine Chirurgie-, Gynäkologie-, HNO- und Augenabteilung und eine Isolierstation. Später gab es noch eine Intensivstation und einen Anästhesisten. Wir bildeten uns an der Medizinischen Hochschule Hannover in der Sonographie und Endoskopie weiter. Von Anfang an machte ich Röntgenuntersuchungen unter Anleitung des Chefarztes und machte einen Kurs zum Erwerb der Strahlenschutz-Fachkunde nach der Röntgenverordnung bei der Ärztekammer Niedersachsen.

Im Krankenhaus gab es eine Schwesternschule und eine Bäderabteilung. Ich musste auch Schwesternunterricht mit übernehmen. Anfangs betreute ich die Isolierstation, die später aufgelöst wurde. Wir hatten eine Zeit lang auf allen Abteilungen Ärzte aus arabischen Ländern, die sich in Deutschland zum Facharzt ausbilden lassen wollten. In den 70er und 80er Jahren kam es zur Studentenschwemme, sodass der Numerus clausus eingeführt wurde.

Junge deutsche Studenten bewarben sich jetzt schon während des Studiums bei uns.

Als ich 1956 im Krankenhaus ankam, war ich die einzige Ärztin. Wir hatten viele Nachtdienste, auch auf der Intensivstation. Wir waren drei Assistenzärzte, ein Medizinalassistent, ein Oberarzt und der Chefarzt auf der Inneren Abteilung. Anfangs bekam man jahrelang außer Essen keine Bereitschaftsdienstzulage. Durch Streiks und den Marburger Bund änderte sich nach und nach die Situation, Bereitschaftsdienste wurden bezahlt, aber bald wurde mehr durch Freizeit ausgeglichen. 1984 konnte ich als Frau und angestellte Ärztin, bei der BfA (Bundesversicherungsanstalt) und VBL (Versorgungsanstalt des Bundes und der Länder in Karlsruhe) versichert, mit 60 Jahren in den vorgezogenen Ruhestand treten. Dies geschah am 1.6.1984.

Frau Dr. Gabriele M.

Ich bin ja noch in der Vorkriegszeit geboren, und zwar in Ludwigshafen am Rhein. Da war mein Vater Chemiker und wir waren dadurch naturwissenschaftlich orientiert, so ging es mit mir mehr in die naturwissenschaftliche Richtung; außerdem waren wir eine relativ christliche Familie. Geschwister hatte ich keine, sodass ich eigentlich von Anfang an so etwas wie ein Helfersyndrom hatte. Das bedeutet, alle Menschen sind gut und du sollst allen Menschen helfen – so in dem Stil. Und dann kam der Krieg; da war ich neun Jahre alt; da sind wir dann sogar von Ludwigshafen nach Mannheim gezogen. Da ging meine Schule bis einschließlich fünfter Klasse. Dann wurden sämtliche Schulen in Mannheim wegen der Luftangriffe geschlossen. Zunächst war ich mit meiner Mutter noch einmal bei meinen Großeltern auf dem Land, in Schlesien. Dort war ich in so einer Grundschule, die den Aufbau auch für die oberen Klassen hatte; wir blieben vielleicht ein knappes Jahr. Von dort aus hat mein Vater uns aber wieder geholt, weil man schon langsam sah, dass die Front näher kam. Danach war ich noch ein halbes Jahr in Thüringen bei Verwandten. Der Onkel war so ein Stufenleiter und ich war auch noch mal ein halbes Jahr in so einer Dorfschule gewesen. Danach war ich mit meiner Mutter noch einmal – alles wegen der Fliegerangriffe – in der Pfalz, zwischen Pirmasens und Kaiserslautern; zuerst war ich in Kaiserslautern in der Schule – grade mal noch vier Wochen. Die wurde wegen der Fliegerangriffe auch geschlossen. Dann war ich vielleicht noch ein halbes Jahr in Pirmasens. Danach sind wir wieder zurück nach Mannheim und weil auch dort die Flieger Angriffe geflogen haben, sind wir immer in den Bunker gegangen; Schule gab es ja keine, aber noch ein paar Kinder in Mannheim und auch noch Studienräte; einen, der hat uns Englisch, Latein und Mathe gegeben. Nach dem Krieg waren wir dann in einem Vorort von Alzey und wir mussten nicht mehr umziehen, weil die Amerikaner das alles besetzt hatten und die immer eine Straße mehr beschlagnahmt haben, sodass es vorkam, dass meine Mutter in der Badewanne geschlafen hat und ich auf dem Boden davor. Dann ging die Schule wieder los; da konnte man eine Aufnahmeprüfung in die Klasse machen, in die man eigentlich gehörte; das war wie so ein kleines Abitur. Da gab es vier oder fünf verschiedene Fächer. Die Prüfung habe ich bestanden und ich kam in die neunte Klasse.

Später sind wir, als ich in der Elften war, ins Saarland umgezogen. Dort habe ich mein Abitur gemacht, was ein bisschen schwierig war, weil ich in der amerikanischen Zone Englisch hatte und die hatten Französisch und kaum Schulausfall gehabt – alles war sowieso allgemein ein Jahr zurückversetzt, da musste ich also viel Französisch nachholen. Ich hatte das Abitur bestanden und wollte eigentlich Biochemie studieren, das war wahrscheinlich, weil mein Vater Chemiker war, und zwar an der Saarbrücker Universität. Die Franzosen versuchten damals ja, vor allem die Studenten für sich zu gewinnen und alles ging nach französischem System. In welcher Sprache waren die Vorlesungen? In meinem Lieblingsfach: in Französisch. Da gab es zwei Semester das sogenannte „PCB". Das musste jeder Naturwissenschaftler belegen, ob Mediziner, Physiker, Mathematiker oder Biologe; P für Physik, C für Chemie und B für Biologie. Das war ziemlich schwierig – die Franzosen verlangten ja auch, dass man alles auswendig lernt. Da wurde man zum Beispiel in der Prüfung gefragt: „Ach, wissen Sie das nicht mehr? Das stand vor acht Wochen an der Tafel links oben in der Ecke, genau die Formel." Das natürlich alles auf Französisch.

Das empfand ich doch alles als sehr schwer und mir kam es vor, dass man eigentlich zwei Fächer studieren müsste, also Chemie und Biologie; so habe ich mich für Medizin entschlossen. Also ich wollte ja den Leuten helfen, so gut ich das konnte – so kam ich in das Medizinstudium, aber noch lange nicht zur Kinderklinik. Das war zuerst auch alles auf Französisch, auch das Vorphysikum – in den klinischen Semestern hatten wir auch in manchen Fächern noch französische Professoren. Langsam kamen auch deutsche Professoren, sodass wir das Vorphysikum gemacht haben, aber bis auf Anatomie waren noch alle Fächer in Französisch und das Staatsexamen war aber ganz auf Deutsch. In der Zeit habe ich meine Promotion gemacht und konnte vier Wochen nach dem Staatsexamen promovieren; das war dann '57.

Da dachte ich: „Du könntest ja vielleicht in Hygiene und Bakteriologie gehen, das wäre ja dann so ein bisschen die Richtung wie Biochemie." Es gab die Zeit als Medizinalassistent, was später ja das PJ war, das praktische Jahr, oder wie sich das hier nannte; ich habe ja verschiedene Fächer durchgemacht und bin in der Kinderklinik gelandet; da hat es mir am besten gefallen.

Zum Niederlassen kam ich dann hier her, weil ich, wie ich in der Klinik war, merkte, dass in der Kinderklinik kein Mensch was von Orthopädie verstand – da war gerade hier in der Klinik eine Stelle beim Prof. R. frei gewesen. Mittlerweile hatte ich auch geheiratet. Ich bekam ja '67 den Sohn und habe aber auch im gleichen Jahr die Praxis aufgemacht. Mein Mann hat mich da sehr unterstützt und wir hatten auch gleich jemanden im Haushalt, sodass ich nach einem Vierteljahr, nachdem das Kind geboren war, hier (im Wohnhaus) schon in die Praxis ging. Wenn irgendwas war, konnte ich ja gleich nach dem Kind sehen. Dann wurde ich 1979 krank – da hatte ich Ovarial-Ca, aber ich habe weiter gemacht. Zu der Zeit kamen gerade die Tumormarker auf und da ich mit der Kollegin Frau L., die das Labor hatte, befreundet war, hat sie alle vier Wochen die Tumormarker geprüft – nach acht Jahren ging der plötzlich hoch und ich hatte dann eine Metastase in der Milz; da habe ich wieder weiter gemacht. Ein halbes Jahr später war wieder eine Metastase im linken Oberbauch; ich war da immer in der Nuklearmedizin in Frankfurt. Ein Prof. B., der Nuklearmediziner ist und der sich zusätzlich viel mit Krebstherapie beschäftigt, der hat mir dann geraten, mich in München operieren zu lassen, weil da ein Chirurg und ein Gynäkologe zusammen operieren und das war hier bei uns in Gießen noch nicht der Fall, da hätte jeder seinen Krimskrams gemacht. So wurde ich dort operiert; da lag ich dann sechs Wochen; das war ein Schnitt vom Schambein bis zum Brustbein; die Metastase war im Schwanz der Bauchspeicheldrüse und ein Teil davon wurde entfernt, sodass der ganze Saft der Bauchspeicheldrüse in den Bauchraum lief. Naja, das wurde einmal punktiert und der Rest musste resorbiert werden; da hatte ich aber wochenlang Fieber; dann bekam ich Chemotherapie. Danach habe ich hier wieder probiert – wenigstens halbtags – Praxis zu machen, aber ganz schnell wurden es wieder 10 oder gar 12 Stunden und da habe ich dann aufgehört, weil man mir ja nicht so viele Chancen gegeben hat (die Erkrankung betreffend). Jeder hat nur gesagt, das Ganze kann wahrscheinlich auch schief gehen; da habe ich dann halt aufgehört; dafür kann ich nur dankbar sein. Danach ging es ja trotzdem noch weiter – ich sitze ja heute auch hier.

Dafür bin ich wirklich dankbar. Naja, musste halt sehen, wie ich so zurechtkomme. Zwei Jahre später kam noch die rechte Brust dazu; die wurde dann auch bestrahlt. Zwanzig Jahre später kam nochmal die Brust und wurde nochmal operiert; das war vor zwei Jahren und letztes Jahr war dann nochmal Kontrolle; da war wieder etwas Neues auf der linken Seite. Das hat man ja auf der „Skala", also das war eine Präkanzerose. Durch die Computerstanzbiopsie, mit der da 16-mal rein gestanzt wurde, ist das quasi vernichtet und entfernt worden und es hat sich eine Narbe gebildet. Das hat sich jetzt gerade vor acht Tagen herausgestellt, wo wieder eine Mammographie gemacht wurde – ja, da war es.

Der Beruf der Ärztin hatte in der ganzen Zeit immer sehr viel Bedeutung für mich, aber eigentlich gab es gar nichts anderes außer meinem Sohn – ich war ja dann auch '76 geschieden und habe mich also als einziges bis '86 um meinen Sohn und um die

Praxis gekümmert; das sah ich als meine Lebensaufgabe an. Ich hätte auch gar nichts anderes gewollt; ich habe mir gar nichts anderes gewünscht. Das hat mir ja damals auch sehr leid und sehr weh getan, dass ich vorzeitig aufhören musste.

Wie das damals kam, dass ich gerade Kinderärztin geworden bin? Ich war damals in verschiedenen Kliniken; das war von der Neurologie über die Chirurgie, bis zur Inneren und da war auch die Kinderklinik dabei. Von all den Fächern hat mir das am besten gefallen – meine Doktorarbeit hatte ich ja in deren Klinik geschrieben, damals über die Hautflora. Naja, ich habe mich aber doch für das Lebendige entschieden: Den Kindern zu helfen, die Anhänglichkeit der Kinder und die Freude zu erleben, die die Kinder hatten und die sie mir auch gemacht haben – das war doch sehr, sehr schön.

Also was meine Ausbildungszeit und den beruflichen Weg anbetrifft, hatte ich eigentlich keinerlei Schwierigkeiten; das war ja damals '57, da war das wahrscheinlich alles noch einfacher gewesen. Zunächst arbeitete ich im Saarland und dann nahm ich die Stelle hier in Gießen, weil Prof. R. einen Namen hatte. Meine Ausbildungsstelle konnte ich mir aussuchen. Ja gut, es wurde einem damals in der Zeit als Medizinalassistentin schon einiges vorgeschrieben. Letztendlich gab es bei der Facharztausbildung eine gewisse Anzahl von Jahren, die in der Kinderheilkunde absolviert wurden. Die Innere und die Orthopädie konnte man noch frei wählen. Vom Oberarzt bis zum kleinen Assistenten standen alle um ein dickes Knie oder um einen dicken Fuß herum und das wollte ich nicht.

Das Fach der Kinderheilkunde wurde schon damals eher von den Kolleginnen gewählt. Also, ich sage jetzt mal eine Zahl: An meiner Ausbildungsstelle waren wir vielleicht vier Ärztinnen und fünf Kollegen. In anderen Bereichen und in anderen Kliniken haben damals noch die Männer eigentlich immer überwogen, aber vielleicht gab es auch gar nicht so viele Anwärter von Kolleginnen. Ich kann mich nicht genau entsinnen, aber ich glaube das eine Mal hat die Kollegin an der Uni in Bad Homburg zu mir gesagt: „Ich habe keine Stelle gekriegt“ oder so was – wir sind eigentlich alle untergekommen. Wahrscheinlich lag es erstens am Bundesland, dem Saarland, dass das was ausgemacht hat und zweitens aber auch, dass ’57 noch nicht so der Mangel an Stellen war wie hinterher. Es war zwar zunächst noch schlecht mit der Bezahlung, aber jeder hat gleich eine Stelle gehabt, dort, wo er hinwollte, also hatte ich da keinerlei Schwierigkeiten.

Wie das kam, dass ich keine Oberarztstelle annehmen konnte und gleich in die Niederlassung wollte? Ja, ich wollte gleich in die Niederlassung, weil ich dachte, da hat man noch mehr Kontakt mit den Kindern und man kann die Kinder mehr verfolgen. Ich habe ja die ganzen Familien gut gekannt und ich habe auch gerne mal einen Besuch bei den Familien gemacht, um die Psyche und das ganze Milieu der Familie kennenzulernen. Da wusste ich, wenn nachts jemand anrief, ob ich unbedingt fahren muss oder ob ich auch mal sagen kann: „Sie können kommen.“ Es gab Eltern, wo es unmöglich gewesen wäre, dass die in der Nacht gekommen wären. Das ist ja heute alles ganz anders. Damals kannte man seine Pappenheimer. Damals war es schon so, dass man so ’67, ’68 in den Kinderzimmern über Spielzeug gestolpert ist.

Mir fällt noch ein, was jetzt hier immer wieder angesprochen wird, dass die Frauen zurückstecken müssen und so; das war damals nicht der Fall; daran kann ich mich nicht erinnern. Da ich vom Saarland nach hier gekommen bin, hatte ich dorthin nicht mehr so viel Kontakt, und weiß nicht genau, was aus den einzelnen Kolleginnen geworden ist. Die sind aber eigentlich alle von der Kinderklinik in die Praxis gegangen. Also keine hat da im Klinikum noch irgendwie was Höheres angestrebt. Ich glaube auch nicht, dass es unbedingt so war, weil sie keine Chancen hatten, sondern weil sie halt gerne auch alle in die Praxis gehen wollten.

Ob wir in der Ausbildung weniger Frauen als Männer waren? Also wir waren da nur 17 Studenten im gesamten Semester; das war noch ideal gewesen – da gab es auch noch zwei Kriegsheimkehrer. Außerdem einen Tschechen, einen Schweden, einen Inder und zwei Schwarze aus Amerika, also irgendwas aus Mittelamerika. Die Mädchen waren nicht aus dem Ausland, das waren alles Hiesige. Das Verhältnis war vielleicht ⅔ Männer, ⅓ Frauen. Aber wie gesagt, das hängt vielleicht auch etwas damit zusammen, weil es gar nicht so viel Damen gab, die unbedingt studieren wollten. Und das kam wieder daher, weil es im Saarland das Zentralabitur gab, ein französisches Abitur; dann sind die Leute im Abitur reihenweise durchgefallen. Deshalb haben die Töchter der Kaufleute dann lieber nach der Zehnten mit dem Realschulabschluss aufgehört. Wir waren nur zu siebt zum Abitur.

Damals gab es ja gar nicht so viel Kandidaten, vorausgesetzt es war an anderen Schulen genauso; also in meiner Stadt gab es keine weitere Schule mehr. Wir hatten noch 13–14-tausend Einwohner.

In anderen Städten, in Neunkirchen und in Saarlouis, wird das so ähnlich gewesen sein, also gab es gar nicht so viel weiblichen Nachwuchs aus dem Saarland selbst. Dass es so wenige Frauen an entscheidenden Stellen gibt, hat viele Gründe.

Das war´s so ungefähr, von Anfang bis heute.

Frau Prof. Dr. Ingeborg S.

Ich bin in Gießen zur Schule gegangen und habe dort 1947 Abitur gemacht. Normalerweise hätte ich '46 Abitur gemacht, aber wir hatten von '45 bis '46 keinen Unterricht und von '46 bis '47 war ich dann in der Schule und habe Abitur gemacht. Ich wollte dann Medizin studieren, aber das war schwierig, weil das nach dem Krieg so war, dass die Soldaten, die aus dem Krieg zurückgekommen waren, uns natürlich vorgezogen wurden. Dann habe ich in verschiedenen Labors gearbeitet und habe auch Intelligenzprüfungen machen müssen, um an die Uni zu kommen; eine in Marburg, wo ich durchgefallen bin, dann eine in Mainz, wo ich genommen wurde. Aber wir hatten kein Geld. Mein Vater kam erst aus russischer Gefangenschaft und da konnte ich in Mainz nicht anfangen. Ich habe mich aber dann in Gießen bei der Veterinärmedizin beworben und habe dort ein Semester Veterinärmedizin studiert. Dann hatte ich die Gelegenheit, mit einem Studenten aus Bonn zu tauschen, der dort Medizin studierte und der in die Veterinärmedizin wollte. So bin ich nach Bonn gekommen, wo ich natürlich in jedem Fach fleißig Prüfungen gemacht habe. Von Bonn bin ich nach Marburg, habe in Marburg Vorphysikum und Physikum gemacht und dann bin ich nach Gießen zurück.

Das klinische Semester habe ich in Gießen abgeschlossen. Nach dem Examen habe ich in verschiedenen Kliniken gearbeitet und schließlich eine Stelle in der medizinischen Poliklinik angenommen, wo ich knapp sechs Jahre war. Danach hatte ich die Gelegenheit, hier in Biebertal eine Praxis zu beginnen. Vorher konnte ich über meinen Chef in der medizinischen Poliklinik Vertretungen in verschiedenen Praxen machen und stellte fest, dass das eine Möglichkeit war, die mit meiner Familie zu vereinbaren war. Mein Mann war als Jurist Richter, wir wohnten mit meinen Eltern zusammen und haben zwei Kinder. Die ganze Weiterbildung und alles konnte ich nur absolvieren, indem meine

Eltern dahinterstanden. Ich habe dann hier die Praxis angefangen. Da ich früher auch kurz Sport studiert hatte, habe ich mich dann also auch für Sportmedizin interessiert und deshalb neben meiner Praxis Mannschaften betreut. Ich war Olympia-Ärztin und in vielen Erdteilen bei riesenhaften Sportveranstaltungen, was für mich außerordentlich schön und interessant war.

Dann hatte ich eine Freundin in Gießen, die den Ärztinnenbund hier leitete, Frau Dr. Brede. Sie hat mich animiert, für den Ärztinnenbund einzutreten und auch für die Landesärztekammer zu fungieren, was ich dann auch gemacht habe; später habe ich dann in Gießen den Ärztinnenbund geleitet. 1977 habe ich in Gießen, nachdem ich gefragt wurde – das war damals anders als heute – die Gelegenheit genutzt, um in der Kongresshalle Vorträge halten zu lassen und an der Gießener Uni Veranstaltungen gemacht; da wurde die Allgemeinmedizin hoffähig. Man hat mich gebeten, an die Uni zu kommen und ich habe dann auch eine alternative Habilitation gemacht und wurde auf den Lehrstuhl für Allgemeinmedizin in Gießen berufen. Für den Ärztinnenbund hatte ich aus den USA hatte ich ein Thema mitgebracht, was mich außerordentlich interessiert hat: „Das Frauenherz". In Gießen habe ich dann einen Kongress organisiert unter dem Thema: „Frauenherzen schlagen anders" – das war sehr gut angekommen; ich konnte hoch interessante Referenten gewinnen. Frau Genscher war noch Schirmherrin bei uns, die ich von der Herzstiftung kannte, mit der ich zu tun hatte. Ich habe mich während meiner internistischen Ausbildung immer für Kardiologie und Diabetes interessiert; dadurch konnte man auch diese Leute noch über die Herzstiftung gewinnen. Das war eigentlich mein Thema, das ich für den Ärztinnenbund für wichtig hielt. Aber da wurde dagegen gearbeitet und man hielt die Psychosomatik und Frauenpower für wichtiger. Das hat mich damals davon abgehalten, mich weiterhin in dieser Sache einzusetzen, obwohl ich schon mit der Kollegin in Berlin angefangen hatte, über die Besonderheiten des Frauenherzens zu diskutieren. Ich habe ja dann auch ein Buch geschrieben zu diesem Thema.

Wie oben erwähnt war mein Mann Richter. Wir wohnten mit meinen Eltern hier zusammen. Mein Mann kam dann 1960 von Hadamar, wo er als Richter gearbeitet hatte, nach Gießen und dann war er auch hier mehr zur Verfügung, sodass ich dann 1960 eine eigene Praxis hier aufgemacht habe. Dann wurde ich von der Uni eingeladen, mich für die Allgemeinmedizin zu interessieren. Dort waren vor mir zwei Herren, die damit schon begonnen hatten, sodass ich mit ihnen zusammengekommen bin. Ich habe ihre Vorarbeit ziemlich schnell übernommen. Der eine Herr war schon wesentlich älter. Wir waren im Team zusammen. Für die Professur gab es schließlich zwölf Bewerber, aber ich habe die Stelle bekommen. Den Ausschlag dafür gab meine Vorgeschichte, mein Interesse für das Thema Prävention und Rehabilitation. Das wurde dann auch als Grund für die Professur angesehen – da kam mir natürlich meine Sportmedizin noch sehr hilfreich dazu. Mein Mann war dann in Gießen am Gericht tätig und ich hatte hier die Praxis, sodass wir das sehr gut miteinander vereinbaren konnten. Ich habe eine Hausangestellte hier gehabt und meine Mutter war noch am Leben. Mein Mann nahm morgens die Kinder mit dem Auto nach Gießen in die Schule und brachte sie wieder mit zurück; es sei denn, dass er Sitzungen hatte. Dann hat es ein bisschen länger gedauert und die Kinder kamen dann mit dem Bus.

Es war immer mein Wunsch, Medizinerin zu werden. Meine Mutter war im Krankenhaus, als ich sechs Jahre alt war. Damals habe ich gesagt: Ich will mal Schwester werden. Als ich dann in die Oberschule ging, wollte ich technische Assistentin werden! Als ich dann Abitur gemacht habe, habe ich gesagt: Jetzt werde ich Ärztin! Ich wurde also schon ganz früh für den Beruf geprägt.

Ich hatte nur einen Bruder, der im Osten vermisst ist und noch keinen Beruf hatte, der aber nicht Arzt werden wollte, sondern Ingenieur - meine Eltern waren Geschäftsleute und in meiner

Verwandtschaft gab es keine Ärzte, aber ich habe einen Sohn, der Arzt ist und schon eine Enkelin, die Ärztin ist; meine Tochter war Apothekerin. Das ging hier so bei uns, dass ich von Anfang an von der Familie unterstützt wurde – sowohl bei meinem Berufswunsch als auch dann später bei der Berufsausübung – worum ich heute noch von Kolleginnen beneidet werde. Wenn die nicht eine Oma oder jemanden anderen Hilfsbereiten zur Verfügung haben, ist das ja viel schwieriger.

Ich habe den Kontakt mit meinen Kollegen in der Klinik behalten, wo ich ja sehr lange war, konnte also zu jeder Zeit mit ihnen meine Fragen besprechen. Ich habe dann schließlich hier Folgendes ins Leben gerufen: Damals gab es auf dem Land noch nicht die Möglichkeit, dass man sich gegenseitig am Wochenende vertreten hat, sodass ich auf dem Forstamt, in einem Nebenbau, wo gleichzeitig auch die Polizeidienststelle war, erst mal einen, dann zwei Räume eingerichtet und ein Auto gekauft habe und schließlich zu meinen Kollegen sagte: „Wollt ihr am Wochenende noch Dienst machen? Wenn nicht, müsst ihr mir soundso viel Geld hier jetzt bezahlen“, bis dahin war ich allein für die Kosten aufgekommen, „und dann machen wir das zusammen.“ Und das haben wir dann auch gemacht, solange ich im Dienst war. Fast dreißig Jahre habe ich die Praxis geführt und gleichzeitig hatte ich die Professur. Danach habe ich noch in einem Labor gearbeitet.

Zur Entlastung habe ich erst noch eine Kollegin in der Praxis gehabt und dann eine wissenschaftliche Assistentin von der Uni zur Verfügung gestellt bekommen. Hier in meinem Haus, meinem Praxishaus, habe ich oben einen Hörsaal gehabt, mit 40 Stühlen und die Studenten kamen auch für die praktische Allgemeinmedizinvorlesung hierher, sodass ich als erste ganz moderne Lehrmethoden praktizieren konnte.

Heute höre ich zwar, dass das an anderen Universitäten auch eingeführt wird und jede meint, sie wäre die erste, die das macht. Das ist absolut nicht richtig. Ich habe schon damals auch

Studenten in die Praxen geschickt und vorher mit den Ärzten die Voraussetzungen besprochen, sodass keine zu dummen Fragen gestellt wurden und dass die Patienten damit einverstanden waren und solche Dinge. Ich habe dann die Ärzte schriftlich gebeten und sie mussten mir unterschreiben, dass sie da mitmachen und so weiter. Ein Kollege von der kassenärztlichen Vereinigung war so dagegen, dass er mir den Fragebogen oder meinen Brief mit einem Rotstift durchgestrichen, „Nein!“ dazugeschrieben und zurückgeschickt hat.

Also das heißt, ich hatte auch von den Kollegen manchmal Gegenwind, aber eigentlich unwesentlich. Dadurch, dass ich von hier war und mit den vielen Kollegen immer in Kontakt blieb, ging alles wunderbar, obwohl ich damals gewarnt wurde, dass der Prophet nichts im eigenen Land gelten würde; aber ich hatte die größte Praxis in der ganzen Gegend und ich stehe hier heute noch in Verbindung mit den Leuten, die mich als Kind gekannt haben. Ich habe mit den Bauersleuten, die es hier viel gab, und den Arbeiterleuten auch Platt[1] gesprochen, soweit das in der Medizin ging; ich habe ein sehr gutes Verhältnis hier gehabt.

Ich war mit dem internationalen Sport oft in Amerika. Aber ich hatte, als mein Sohn dort war, die Gelegenheit, zu erfahren, was mit dem Frauenherz los ist. So bin ich an dieses Thema gekommen. Damals war in Wuppertal ein Kongress vom Ärztinnenbund, bei dem eine Referentin ausfiel, sodass ich gesagt habe: „Also, ich habe ein neues Thema. Wenn ihr wollt, mache ich heute Nacht einen Vortrag und halte den morgen.“ Und das habe ich auch gemacht. Das gab den Ausschlag, dass ich zu diesem Thema den Kongress in Gießen initiierte.

Ich habe ja dann noch mehrere Funktionen an der Landesärztekammer gehabt und auch an der Bundesärztekammer war ich oft wegen allgemeinmedizinischen Fragen zugange; auch für die Landesärztekammer habe ich einiges gemacht, z. B. an

[1] Mittelhessischer Dialekt, hat nichts zu tun mit Neuhessisch (Fernsehhessisch)

der Akademie in Bad Nauheim Fortbildungen in Sportmedizin gegeben.

Ich gehöre zu denen, die den Beruf der Medizinerin sehr ernst genommen haben; dadurch habe ich mir sehr viel Vertrauen erwerben können. Aber es gab auch viele Patienten, auch hier im Ort, die gar nicht erst meine Patienten waren. Ich kann mich daran erinnern, dass es welche gab, die sagten: „Ich bin jetzt so krank, jetzt will ich zu dir.“, sodass ich sie dann bis zum Lebensende betreut habe. Also, ich will nicht angeben. Aber so war das halt. Und mit meiner Familie hat das auch alles gut geklappt. Mein Mann und ich, wir haben uns da ergänzt. Aber wir haben auch gesagt, wir müssen einiges „wider den tierischen Ernst“ tun, haben getanzt, Freunde gehabt und gefeiert. Ich war auch zehn Jahre für die Bundesärztekammer auf dem Kongress in Italien tätig und habe mit den Kollegen das Aktiv-Programm gemacht. Später war ich in der Allgemeinmedizin schon bekannt an den Universitäten und ich war dann auch als einzige Allgemeinmedizinerin in der Arzneimittelzulassungskommission in Berlin, wo ich alle vier Wochen dann Sitzung hatte; das war sehr interessant, aber auch schwierig: Solche Stöße an Akten musste ich bearbeiten; aber es hat Spaß gemacht. Die einzelnen Fachbereiche wurden dort von Kollegen vertreten, die an ihrer Universität bekannt waren.

Ja, ich hatte auch Hobbys: Als junger Mensch habe ich sehr viel Leichtathletik gemacht und ich habe sogar mal einen Wettbewerb im Hochsprung gewonnen; mit meinem Mann auch getanzt. Aber durch meine Tätigkeit, bei der ich Leichtathletik betreut habe, ist mir klar geworden, wie wichtig der Gesundheitssport ist, sodass ich mich damals auf der Landesärztekammer gegen die Widerstände vom Sport dafür eingesetzt habe. Ich habe einen der ersten Gesundheitssportvereine gegründet, den ich über 25 Jahre geleitet habe. Ich glaube, es gab schon ein oder zwei in Deutschland, aber das weiß ich nicht genau; ich habe mich sehr dafür eingesetzt. Zweimal abends habe ich da über all die Jahre die Menschen untersucht, Langzeit-EKGs und alle möglichen wissenschaftlichen Dinge gemacht. In der Sportmedizin habe ich dann auch die Betreuung von Nationalmannschaften übernommen und war sogar bei Weltmeisterschaften zugange.

Mit Widerständen größerer Art hatte ich nicht zu tun, sondern wurde immer gut angenommen.

Ich war dann später auch bei „Frau und Kultur" tätig und habe da das Medizinressort für Deutschland übernommen. Aber das habe ich nicht sehr lange gemacht, weil ich dann schon durch meine Operation nicht mehr gut konnte, aber ich war zu dem Thema Frauenherz in Deutschland in vielen Orten zu Vorträgen unterwegs. Allerdings habe ich die geschlechtsspezifische Medizin nicht ins Rollen gebracht. Mir ging es nur ums Herz und ich habe darauf hingewiesen, dass manche Erkrankungen in der Allgemeinmedizin bei Männern und Frauen unterschiedlich sind, denn das war vorher nicht so ins Blickfeld gekommen und ich habe das, zumindest unter Frauen, eingeführt oder jedenfalls einen ganz großen Anstoß dafür gegeben. Für die Gendermedizin gibt es ja den ersten Lehrstuhl an der Charité. Frau R. hatte die erste Professur für Frauenspezifische Gesundheitsforschung inne und sie war es auch, mit der ich schon zum Frauenherz zusammengearbeitet habe.

Auch die Schlichtungsstelle und einige andere Dinge für die Landesärztekammer habe ich betreut. Für die Bundesärztekammer war ich mit Kollegen in verschiedenen Ländern und war zuständig für die Situation der Allgemeinmedizin, die wir dann durch Besuche in anderen Ländern studiert haben; das war sehr interessant. Es ging um das Thema, ob Examina in anderen Ländern bei uns anerkannt würden; da war ich zuständig für die Allgemeinmedizin. Das hat sich natürlich alles noch geändert. Das ist ja schon lange her. Ich bin zwar schon lange aus der Praxis raus, nehme aber noch alles mit und bekomme auch noch die Zeitschrift „Klartext" von der Bundesärztekammer – bin also noch interessiert.

Frau Dr. Evamaria B.

Das Entscheidende meiner Lebensgeschichte für meinen beruflichen Werdegang ist wahrscheinlich, dass mein Vater immer verlangt hat, dass seine Kinder – wir waren drei: zwei Mädchen und ein Junge – dass wir alle einen Beruf erlernen und nach Möglichkeit einen, in dem wir selbstständig arbeiten können, weil er zwei Inflationen miterlebt hat. Das Einzige, sagte er, was wirklich von Bestand ist, solange man gesund ist, ist das, was man im Kopf hat.

Ich hatte eigentlich nie Vorstellungen, was ich nun unbedingt werden wollte, also keinen Traumberuf. Aber dann musste ich mich ja irgendwie entscheiden; ich war in der Schule immer in Mathe und Naturwissenschaften ganz gut. Sprachen lagen mir nicht so, weil ich da noch nicht gewusst habe, dass man lernen kann, sondern da wurde das gemacht, was sowieso kommt. Außerdem gehörte Malen und Zeichnen zu meinen Stärken. Dann, als das in der 13. Klasse dringend wurde – was man jetzt wird - da habe ich gedacht: „Vielleicht wäre Architektin das Richtige."

Eine Klassenkameradin wusste auch nicht, was sie werden soll, wusste aber, dass man sich auf dem Arbeitsamt testen lassen könne. Da habe ich gesagt: „Oh ja, da geh ich mit!" Wir sind mit knapp achtzehn, kurz vor dem Abitur, zusammen dahin und wurden einen Vormittag lang getestet und mir wurde da als erstes eröffnet, dass es mit meiner Intelligenz ja nicht soooo überragend sei, aber es wäre schon auffällig, dass meine Schrift darauf hindeuten würde, dass ich künstlerisch begabt wäre; aber vom Architektenberuf wollte sie mir doch sagen, dass das bisher ein reiner Männerberuf sei und Frauen hätten vielleicht darin nur in der Denkmalpflege Aussichten oder wenn sie einen Architekten heirateten. Ich sollte mir vorstellen, dass ich dann auf dem Bau ein Praktikum machen müsste; da würde es schon ganz schön rau zugehen, vor allem wenn ich da mit den Maurern arbeiten müsste. Da war ich dann ein bisschen bedröpst... (grinst) ob meiner fehlenden Intelligenz, bin etwas deprimiert nachhause gegangen und hab darüber nachgedacht. In der Schule damals in Bremen war das schon fortschrittlich, dass man in der Oberstufe verschiedene Zweige wählen konnte. Man konnte Kunst wählen oder Naturwissenschaften oder Sprachen; da hatte ich Naturwissenschaften gewählt. Es war sicher auch gut, dass das eine reine Mädchenschule war, denn wenn das jetzt eine gemischte Schule gewesen wäre mit Mädchen mit Vorlieben für Naturwissenschaften, die wären natürlich gleich völlig uninteressant gewesen. (*lacht*)

Dann hatten wir eine Biologielehrerin, bei der würde mich heute interessieren, was die für einen Lebenslauf hatte. Also ich persönlich hätte die gar nicht angesprochen, aber im Mikroskopierkurs, als es um die Protoplasmaströmung ging, hat sie uns beobachten lassen. Da gibt es so eine Wasserpflanze bei der man gut sehen kann, wie die Chloroplasten immer an der Wand entlang schwimmen. Dazu hat sie nichts gesagt, sondern nur betont, wir sollen uns das angucken und dann war ICH diejenige, die das beobachtet hat. Deshalb hat sie spontan zu mir gesagt: „Also, wissen Sie: ich finde, Sie müssten Medizin studieren." Da habe ich gedacht: Oh je, wenn man Medizin studiert, muss man ein schrecklich guter MENSCH sein und muss die ganze Welt retten wollen. Solche Ambitionen habe ich nie gehabt, aber wenn man das Naturwissenschaftliche, also meine STÄRKEN verquicken könnte, dann wäre das schon gut. Damit könnte ich mit Menschen zusammen sein, hätte große Möglichkeiten und müsste nicht als Pionier irgendwo auftreten. Was man machen muss, war ja vorgeschrieben. Über die Zukunft habe ich mir insofern keine Sorgen gemacht.

Mein Vater war Kaufmann, sein Vater war Arzt gewesen und sein Großvater auch. Aber sein Vater ist schon sehr früh gestorben, sodass er ihn auch gar nicht gekannt hat. Na ja, dann habe ich also erst in Marburg ein Medizinstudium angefangen und fand das ganz klasse und toll. Ich war auch erfolgreich und hab das Physikum mit einer Eins und das Staatsexamen ebenfalls mit einer Eins gemacht. Promoviert habe ich in München. Dazu muss ich immer wieder meinen VATER zitieren: „Was man macht, das soll man mit ganzer Kraft machen und sich nicht verzetteln, sondern wenn du an einer Sache dran bist, dann mach DIE und lass alles andere und erst wenn das andere wichtiger wird, dann mach das."

Ich habe mir ein Thema für eine Doktorarbeit gesucht und lernte da auch einen Kommilitonen kennen und der hat gesagt: „Ja, ich mache da meine Doktorarbeit, komm doch da mit hin." Das war eine biochemische Arbeit. Also, Otto Wieland und ich waren da völlig unbedarft. Er forschte über den Fettstoffwechsel und da gibt es ein wichtiges Enzym, die Alpha-Glycerokinase, und wenn man das untersuchen will, muss man es in kristalliner Reinform haben; Wieland gewann das aus Taubenlebern. Wo kriegst du die Tauben her? (*lacht*) Erst mal wird die Taubenleber ziemlich klein geschnitten und da hat er eine Idee gehabt. Er hat gesagt, das wäre was, was ich machen könnte. Also musste ich erst ein bisschen im Labor so rum machen. Otto Wieland war der Sohn des Nobelpreisträgers Heinrich Wieland. Sein Schwager war Feodor Lynen, ich weiß nicht, ob der auch einen Nobelpreis gekriegt hat; das war irgend so eine Dynastie. Otto Wieland hat mich eigentlich so mitlaufen lassen, aber so richtig überzeugt von der Notwendigkeit, dass Frauen da wissenschaftlich arbeiten (*lacht*) war er auch nicht.

Das war nicht so angenehm, weil ich eigentlich mehr Förderung gebraucht hätte, aber zu unerfahren war, als dass ich sie irgendwie eingefordert hätte. Ich habe das einfach so hingenommen und da ziemlich lange dran rumgemacht, aber trotzdem war das von Erfolg gekrönt: Wir haben eine spezielle Hefe gefunden, die von Fachleuten identifiziert wurde und so war das damit abgeschlossen. Aber ich fragte mich: „Was mach ich jetzt?" Ich hatte eigentlich immer das Gefühl, dass mir die Welt offen steht und ich alles kann und trotzdem blieb ich da an der Klinik. Wir mussten da, glaube ich, sechs Monate oder so Innere machen und die haben gesagt, wenn man zehn Monate bleibt, dann wird man vier Monate nicht bezahlt; aber an der Uni war das sowieso wenig. Weiß gar nicht mehr wie viel das war, ich glaube 150 DM (*lacht*) im Monat und ich habe da mit Freuden angefangen Da war der Stationsarzt, Borchers hieß der, der ist später Chefarzt geworden; also das war ein ganz, ganz toller Mann. Wie der mit den Patienten umgegangen ist und bei ihm haben wir unheimlich viel gelernt; wir mussten als Medizinalassistenten ALLES machen. Da gab es nur einen Pfleger auf der Station und die Benediktinerinnen; das waren, glaube ich, zwei oder drei. Wir haben Magensonden und natürlich Infusionen gelegt; die Infusionen waren nicht fertig, sondern man musste die Medikamente erst mal in die Infusionsflaschen rein spritzen und dann die Infusionsbestecke oder Schläuche und das alles mehrfach benutzen. Das kann man sich heute gar nicht mehr vorstellen – es ging aber immer alles gut; ich habe nie erlebt, dass da was passiert wäre.

Es hat sich aber herausgestellt, dass das mit diesen Bezahlungen eine Fiktion war. Da waren wohl welche, die hatten Beziehungen. Die haben die ganze Zeit Geld gekriegt und für die Dummen hieß es dann: „Sie können bleiben, aber ohne Geld – machen Sie Gutachten. Als wir aus dem Krieg kamen, haben wir auch schon Gutachten machen müssen." Ich konnte meinen Eltern auch nicht länger auf der Tasche liegen. Ich habe ja noch zwei jüngere Geschwister. Dann habe ich mich in München im Schwabinger Krankenhaus beworben, weil ich wusste, dass da was frei ist.

Da hat der Chefarzt mich so blöd behandelt, dass ich gedacht habe: „Also, zu dem Kerl gehst du nie und nimmer!" Aber ich bekam die Zusage und was habe ich gemacht? (*lacht*) Ich bin hingegangen und war da auf der Inneren. Dort habe ich die Medizinalassistentenzeit absolviert und geheiratet. Meinen

Mann habe ich bei meiner Doktorarbeit kennengelernt, der war da auch im Labor.

Dann wurde ich schwanger, wir hatten uns das nämlich nicht überlegt, dass man erst Karriere machen muss. Ich war auch gar nicht so überzeugt, ob ich überhaupt Kinder kriegen könnte, als eine promovierte Frau – ob die auch Kinder kriegt? Na ja, wir haben uns natürlich schrecklich gefreut und hatten aber schon vor, nach Bremen zu meiner Mutter zu gehen, die damals im Haus alleine wohnte, weil mein Vater als Kaufmann lange in Guatemala gelebt hat. In Bremen bin ich ja auch geboren. Er war wieder nach Guatemala zurückgegangen und sie war allein. Deshalb hatten wir uns entschieden, für zwei Jahre nach Bremen zu gehen. Das tut uns ja auch gut und sie ist nicht so allein. Als wir hingezogen sind, war mein Vater zu Besuch und es hat sich herausgestellt, dass sich das in Guatemala alles nicht so entwickelt hat, wie er das wollte. Er hat sich also überlegt, ob er nicht in Deutschland was findet. Und dann ist der Konrad auf die Welt gekommen; ich hatte immer die Absicht, sobald es geht, wieder mit arbeiten anzufangen, das war für mich völlig klar. Wie Konrad ein halbes Jahr alt war, ist ein Brief im Briefkasten, sie hätten eine Stelle in Bremen frei, ob ich nicht kommen wolle (*lacht*). Dort hatte ich mich schon früher beworben und es zwischenzeitlich ganz vergessen – unter anderem auch in der Kinderklinik. Also ich weiß, dass das ein Himmelszeichen war und habe zugesagt – und es war SEHR schön dort in der Kinderklinik. Dann kam der zweite Sohn und diese Mal war das kein Zufall, sondern wir wollten das schon, wenn schon Kinder, aber nicht einer allein. Dann hat mein Chef, Herr Prof. Hess, der war ein sehr, sehr toller Mensch, zu mir gesagt: „Ich würde Sie ja furchtbar gern behalten, aber ich habe keine Halbtagsstelle." Ich hätte in der Röntgenabteilung arbeiten können, wir hatten ja immer noch geteilten Dienst. Von morgens um acht bis mittags um halb zwei. Nach einer Pause ging es von fünf bis halb acht weiter. Und das an jedem Wochenende, also ganz oft Dienst, weil immer zwei Dienst hatten und weil die das nicht allein konnten, war immer noch sogenannter „Guckdienst“. Bestimmt alle vier Wochen musste man neben dem den anderen Dienst noch Guckdienst machen. Das hieß, man musste morgens Visite machen und nachmittags auch; also Samstagnachmittag. Samstag haben wir bis Mittag gearbeitet und Samstagnachmittag, Sonntagvormittag, Sonntagnachmittag musste man dann auch über die Station gehen und fragen: „Ist hier was Besonderes, zum Beispiel Zugänge?“ Das war halt schon sehr massiv und dann ist mein Vater verunglückt, er hatte einen Autounfall – nach jahrzehntelanger unfallfreier Fahrt. Hatte ein Subduralhämatom, was nicht erkannt worden ist, weil er das auch immer bagatellisiert hat. Mein Mann und ich, wir waren noch nicht so erfahren, aber heute würde bei mir da schon einiges klingeln. Plötzlich wurde er ohnmächtig und meine Mutter hat mich in der Kinderklinik angerufen: „Komm mal schnell! Papa ist ohnmächtig geworden!“ Wir haben einen Arzt geholt, einen Internisten, bei dem ich mal famuliert hatte. Der hat ihn in die Chirurgie eingeladen, aber er ist gestorben. Das war ja damals mit den bildgebenden Verfahren alles nicht so weit her. Da musste das Kontrastmittel in die Carotis eingespritzt werden und so weiter. Na ja, dann saß ich da mit dem Konrad, war schwanger, mein Vater war gestorben, meine Mutter absolut unfähig, weil sie immer das gemacht hat, was mein Vater gesagt hat, was immer für mich der Anlass war, zu sagen: „So will ich nicht werden!“ – das war wirklich eine ganz schreckliche Zeit. Als Constantin dann auf die Welt kam, war also erst mal klar, dass ich nicht weiterarbeiten konnte.

Klaus, mein Mann (wir sind gleichaltrig), hatte damals noch so Ambitionen, dass er die Universitätslaufbahn einschlagen wollte; das hat mit sich gebracht, dass wir ziemlich oft umgezogen sind. Das bedeutete für mich immer, dass ich sehen musste, dass die Kinder möglichst nicht darunter leiden, wenn alles wieder neu ist – in der Schule und so. Ich wollte eigentlich immer noch gern eine

Tochter – und es kam auch noch eine Tochter, die Susanne ist hier in Gießen geboren; so sind wir immer hin und her gezogen. Hier in Gießen habe ich für mich beschlossen, ich ziehe nicht mehr um – komme was wolle. Ja, ich habe mich umgetan, ob ich nicht irgendwie wieder arbeiten könnte. Zuerst sah das ziemlich schlecht aus, weil es mir in Bad Salzhausen, da war so eine Rehaklinik, überhaupt nicht gefallen hat. Es war damals auch nicht so, dass einem die Stellen nachgeschmissen wurden. Aber wenn ich hier in Gießen an die Universität gegangen wäre, hätten die mich wahrscheinlich genommen, aber ich hatte auch keinen, der mich beraten hätte. Mein Mann hatte zwar nichts dagegen, aber so ganz einleuchtend fand er das auch nicht. (*lacht*) Warum dieser Zirkus? Dann hab ich mich an Frau Dr. B. gewandt. Sie war hier die Vorsitzende des Ärztinnenbunds. „Wenn jemand, dann müssen die einem doch helfen." – deshalb habe ich sie angerufen. Sie war so eine große imposante Erscheinung und hat sich sicher durchgesetzt, so wie ich das heute sehe. Die hat mich dann angeblafft, was ich denn denken würde; sie sei doch keine Stellenvermittlung. (*lacht*) Es hat nur ein paar Tage gedauert, bis das Telefon klingelte und Frau B. dran war: „Sie haben doch neulich bei mir angerufen, dass Sie eine Stelle suchen?" Meinen Namen musste sie sich wohl gemerkt haben, woher sonst hätte sie wissen können, wer angerufen hat, ich hatte ja meine Telefonnummer nicht genannt und dass die Nummern aufgezeichnet wurden, das war ja noch nicht so weit. „Die Frau S. war bei mir – die suchen in der vertrauensärztlichen Dienststelle jemanden, weil sie so in Personalnot sind." Dann habe ich gesagt: „Na ja, das ist ja nun nicht mein Traum." – aber immerhin habe ich mich da vorgestellt. Dazu musste ich nach Frankfurt und Dr. Z. von der Landesversicherungsanstalt (LVA) hat sich meine Zeugnisse angeschaut, die waren alle bestens.

Und (*lacht*) dann hat er mich, trotzdem ich doch zehn Jahre nicht im Beruf war, ungesehen genommen, und zwar ganz ideal 24h in der Woche; nicht jeden Tag ein bisschen, sondern ich hatte mittwochs immer frei und die Wochenenden auch. Das habe ich fünf Jahre gemacht. Das war von vorneherein klar, das ist nicht mein Traumjob, also Gutachten und so was und wenn schon, dann wollte ich auch, dass die Leute freiwillig kommen. „Wie machst du das?" Und ich habe gedacht, vielleicht wende ich mich mal an Frau Siegfried. Die war ja hier für Allgemeinmedizin und vielleicht weiß die was. Naja, hier so im Umland, das wird ja auch ein bisschen schwierig. Ich hätte mal jemanden gebraucht, irgendwie eine Frau, die sagt: „So kann man es machen." Ich habe das immer alles für mich allein ausprobiert; das war auch nicht immer leicht. Dann war ich so weit (*lacht*) – Ich habe immer solche Zufälle erlebt: Es rief mich nämlich die Frau eines Kollegen von meinem Mann an, die hier niedergelassen ist und die hat gesagt, ihr würde das in der Praxis zu viel und sie suchte eine Teilhaberin; ob ich nicht Lust hätte da mitzumachen. Das war, bevor ich in der vertrauensärztlichen Stelle angefangen habe. Ich habe also einen Vormittag bei ihr mitgemacht und festgestellt: Wenn ich DAS mache, geht meine Familie baden; deshalb habe ich gesagt: „Nee, so leid mir das tut, ich kann nicht." Deshalb habe ich das Angebot in der LVA genommen, wo ich fünf Jahre war, und danach habe ich gedacht: „Also jetzt kannst du dich verändern". Damals hat sie WIEDER angerufen, obwohl wir eigentlich gar keinen Kontakt hatten: „Mir ist jetzt zwei Mal der Versuch schief gegangen." Ob ich es nicht doch nochmal versuchen wollte. Unsere beiden Jungs waren schon fast in der Oberstufe und Susanne war zehn und da habe ich gesagt: „Da geht das ja schon."

So bin ich eingestiegen, erst mal ein halbes Jahr im Angestelltenverhältnis auf Probe – und bin Allgemeinärztin geworden. Nachdem ich zehn Jahre da gearbeitet habe, kam die Order von der Ärztekammer, dass es jetzt ein Facharzt sein muss. Aber wer zehn Jahre oder länger arbeitet, der kann das einfach beantragen; das habe ich natürlich sofort gemacht; den Patienten war das wurscht. Aber ich habe gedacht: Vielleicht kommen mal irgendwelche Auflagen, dass man das haben muss und so bin ich dann auch noch Fachärztin für Allgemeinmedizin geworden (*lacht*). Schweren Herzens musste ich mit 68 ausscheiden; habe aber immer noch vertreten und wie gesagt, ich würde sofort wieder Medizin studieren. Aber das ist nicht mein Beruf von Anfang an gewesen, sondern das hat mich irgendwie innerlich so geleitet. Ich denke, so soll man auch sein Leben angehen und sich nicht verzetteln, sondern das, was man im Augenblick macht, wirklich machen und nicht immer danach streben, was könnte ich noch, was könnte ich noch und was könnte ich noch – also das ist meine Erfahrung.

Und jetzt noch einiges zu meinen Erfahrungen als Frau im Ärztinnenberuf.

Wir waren zwei Frauen und wir waren damals die einzigen Frauen in der Allgemeinmedizin, alle anderen waren Männer, und wir beide hatten jede einen Psychiater zum Ehemann, so haben die Patienten gedacht: „Da sind wir gut aufgehoben." Wir hatten nämlich viele psychisch angeschlagene Menschen, würde ich mal sagen, unter anderem auch Drogenabhängige. Zuerst wusste ich eigentlich gar nicht, dass die drogenabhängig sind, die waren halt schwierig. Vorher hatte ich damit nie was zu tun. Das sind so Welten, die existierten für mich überhaupt nicht, das ist gar nicht im Kopf drin. Dann hat mein Mann damals in Friedberg, weiß nicht, ob das heute noch strafbar ist, immer mal Privatrezepte für Kodein ausgeschrieben, für die Drogenabhängigen – bei uns war auch einer und der hat gesagt, er hätte gehört, dass mein Mann das macht; ob ich das nicht auch machen könnte? Da habe ich gedacht: „Na, was der kann, kann ich auch." Habe mir nicht viel dabei gedacht und dem auf Privatrezept Kodein verschrieben. Der ist ja strafverfolgt worden, der das gemacht hatte. Also ich weiß nicht mehr so genau, wie das war, jedenfalls war das keine so gute Situation, aber dem ging es sauschlecht, weil er auch HIV-infiziert war. Ich war bei dem hier an der Universität in der Hämatologie. Da hat er auch immer Kodein gekriegt, aber der Zuständige hat gesagt: „Das kann ich nicht immer machen". Der Patient ist später an seiner HIV-Infektion gestorben, aber zum Glück im Krankenhaus. Er hatte was an der Lunge und hat das verschleppt und ja, er wollte auch irgendwie nicht mehr, also das mit den Rezepten musste ich nicht ausstehen.

Ich bin zu einer Fortbildung in Friedberg ins Gesundheitsamt, wo mein Mann arbeitete. Frau Dr. P. hat darüber berichtet, dass sie am Gesundheitsamt in Frankfurt mit Methadon substituieren, und zwar bei Prostituierten. Und der Clou dabei war (*lacht*), dass das erlaubt wurde, nicht, weil man den Prostituierten helfen wollte, sondern um die Freier zu schützen; das war der ausschlaggebende Grund. Frau P. hat dann berichtet, dass sie damit sehr gute Erfolge hatten, also nicht, dass sie die geheilt haben, aber so, dass sie einen Zugang zu den Leuten bekommen und dass sich ihre Gesundheit gebessert hat. Meine Kollegin und ich beschlossen also, das hier in der Praxis auch zu machen. Dafür musste man einen Antrag stellen, aber es musste immer eine fortgeschrittene HIV-Erkrankung sein. Das hatten wir ja; auch ein paar Familien, also Mann, Frau und Kind, aber auch Einzelpersonen. Völlig wild, querbeet ist das gelaufen, es gab ja eigentlich keine Dosierungsanweisung. Wir haben uns darauf verlassen, dass die schon sagen würden, ob sie das vertragen oder nicht (*lacht*) und es ist auch gut gegangen. Also die haben sich alle sozial gebessert, keiner ist clean geworden; die HIV-Infizierten sind im Laufe der Jahre auch verstorben. Einer, der schwer krank war, der auch dialysiert wurde, der hat zehn Jahre überlebt. Dann hat mir das nicht mehr so gutgetan, weil welche kamen, die nicht HIV-infiziert waren und das war nicht zu beherrschen. Frau O. hatte auch aufgehört; die hatte immer genug von diesem Ganzen. Frau B., die Nachfolgerin, war viel jünger und hat das großzügig gehandhabt, weil sie das Methadon immer als Hilfe für wirklich HIV-Kranken gesehen hat. Wenn das junge Burschen aus Russland waren, gab das auch

Schwierigkeiten, aber zu dem Zeitpunkt habe ich ja aufgehört. Ich war dann da aus dem Schneider. Aber die substituieren immer noch.

Frau Dr. Inge-Marie M.

Ich bin die Älteste von drei Kindern, im Jahre 1940 geboren. Der Vater war Zahnarzt und er betrachtete es als selbstverständlich, dass auch ich Zahnmedizinerin werde.

Aber ich habe mich anfangs dagegen gewehrt. Ich hätte sehr gerne Sportmedizin studiert, aber mein Vater war dagegen mit dem Argument, dass eine Frau ab vierzig doch nicht mehr vorturnen könne. „Dummes Zeug, Zahnmedizin ist das einzig Wahre“ war sein Spruch. „Wenn du die Ausbildung abgeschlossen hast, kannst du in deinem Leben noch so viel Sport treiben, wie Du willst“. Langer Rede, kurzer Sinn: Er hat einfach bei einer Kollegin in Frankfurt angerufen, ob ich ein Zimmer bei ihr haben kann und es gab gar keine Widerrede, zumal man damals erst ab 21 Jahren mündig war. Frankfurt war schrecklich!

Ich fühlte mich total verloren in dieser Großstadt. Ich kam aus Hombressen, einem kleinen Dorf in Nordhessen am Reinhardswald. Das Dorf lag sehr isoliert. Ich musste jeden Tag 6 km in die Schule fahren, bei nachmittäglichen Sportveranstaltungen nochmal 6 km hin, 6 km zurück. So war ich gut trainiert und sehr gut in Sport.

Meine Mutter stammte als Bauerntochter aus diesem Ort. Der Vater war Offizier. Nach dem Krieg bekam er deshalb weder beim Forst noch bei der Polizei die Anstellung, die ihm vorgeschwebt hätte. So entschloss er sich zu einer dentistischen Ausbildung. Das bedeutete 3 Jahre Lehre als Zahntechniker, dann ein Jahr Praktikum bei einem Zahnarzt und anschließend der Besuch an einem entsprechenden Institut in Frankfurt sowie das Staatsexamen. Es folgte die Assistentenzeit. Anfang der 50er Jahre wurden die Dentisten per Gesetz zu Zahnärzten gemacht. Dies erforderte allerdings noch eine berufsbegleitende Zusatzausbildung.

Meine Mutter war Hausfrau und mit 21 Jahren eine sehr junge Mutter. Da der Krieg begonnen hatte, wollte Mutter ein

Kind, falls Vater etwas passieren sollte. Ich wurde 1940, meine Schwester 1944 geboren und erst nach dem Krieg die dritte Schwester.

Die 2. Schwester ging nach abgeschlossener mittlerer Reife in einen Haushalt mit vier Kindern und entschied sich nach einem Jahr, doch keine weiterführende Schule mehr zu besuchen. Sie machte zunächst eine Ausbildung als Kosmetikerin, später eine Ausbildung zur Zahnarzthelferin, da ihr Ehemann Zahnarzt war. Die jüngste Schwester wurde Grundschullehrerin.

Die Großeltern väterlicherseits stammten aus dem Saarland, aus einer Bergmannsfamilie. Der Großvater ist 1918 gefallen. Die Großmutter hatte nur ein Kind, meinen Vater, und war mit 27 Jahren Witwe. Mütterlicherseits hatten die Großeltern einen Bauernhof. Die Großmutter war in dieser Zeit für 2 Jahre als Haustochter in Kassel bei Oberkapellmeisters.

Ich wurde 1945 in Hombressen eingeschult und wir hatten dauernd wechselnde Lehrer, zuerst eine Lehrerin aus Russland, dann eine aus dem Böhmer Wald; insgesamt 7 oder 8 verschiedene Lehrer. Ich habe die Aufnahmeprüfung in die Sexta zwar geschafft, aber ich musste doch sehr fleißig sein um mithalten zu können. Das Englisch in der Quarta war kein Problem, aber als Französisch dazukam, brauchte ich Unterstützung. Mein Vater besaß als Saarländer Kontakte nach Frankreich und hat mich mehrmals in den Sommerferien zum Schüleraustausch geschickt. Mit dieser Freundin habe ich heute noch Kontakt, sie lebt inzwischen in Kanada.

Dort haben wir in der elterlichen Bäckerei gearbeitet und durften abends das übriggebliebene Gebäck essen. So lernte ich auch die französische Lebensart und Esskultur kennen. Satt wurden wir zu Hause auch, aber mit dem „savoir vivre" kam ich erst in Frankreich in Kontakt.

Zurück nach Frankfurt, eine Großstadt Anfang der 60er Jahre. Als Frau konnte man damals nicht allein ausgehen, außer in ein

Café, in die Frühvorstellung im Kino um 18 Uhr oder Matineen im Theater. Ich fühlte mich dadurch sehr eingeschränkt.

Obwohl die Stadt so viel mehr bietet an Veranstaltungen, fühlte ich mich regelrecht behindert. Ich hatte nicht das Geld, um abends mit dem Taxi nach Hause zu fahren. Das Warten an der Straßenbahnhaltestelle war unangenehm, weil man immer angesprochen wurde. Ich habe unangenehme Erlebnisse dieser Art gehabt. Als alleinstehende, junge Frau unterwegs zu sein war schrecklich.

Der Hintergrund, warum ich so allein war, lag darin, dass die meisten Kommilitonen aus meinem Semester aus der Umgebung von Frankfurt stammten und nach Vorlesungsschluss die Stadt wieder verließen; Wohngemeinschaften waren noch nicht üblich.

Wir Zahnmediziner hatten damals noch kein Vorphysikum, d. h. wir schleppten den ganzen Rattenschwanz an Fächern durch bis zum Physikum. Mein Hauptproblem in der Vorklinik war das Latinum. Ich musste in dieser Zeit das kleine Latinum nachholen und verlor dadurch ein ganzes Semester. Das bedeutete aber auch, dass ich nun andere Kommilitonen hatte und meine anfänglichen Freunde aus den Augen verloren habe. Aber ich habe alles geschafft, wenn auch mit viel Wut im Bauch.

Nach dem bestandenen Physikum war mir ein großer Stein vom Herzen gefallen und ich war sicher, dass ich nicht in Frankfurt bleiben werde. Da erfuhren wir, dass in Marburg die Zahnklinik neu gebaut worden war. Wir Mädels machten uns also auf nach Marburg.

Es begann mit dem Phantomkurs, in dem wir am Jakob-Kopf arbeiteten, dessen Zähne auswechselbar waren. Diese Zähne und das Instrumentarium finanzierten wir selbst. Vormittags fanden die Vorlesungen statt, nachmittags lief der Übungskurs.

Was mir sehr gefallen hat im Rahmen der Ausbildung war die frühmorgendliche Zusammenkunft sämtlicher klinischer Studenten im „Zirkus", dem Hörsaal der Poliklinik. Dort wurden besondere Fälle von den Studenten vorgestellt und Anamnese,

Inspektion, Diagnose und Therapie eingeübt. Die Anwesenheit wurde von der „Obermaria“ überprüft: Ohne Anwesenheit kein Schein!

Ich hatte anfangs in Marburg ein kleines Zimmer für 30 DM, mit Kohleofen und einem windschiefen Bett ohne fließendes Wasser, konnte aber bald in das Mädchen-Studentenwohnheim einziehen. Das Zimmer kostete jetzt zwar 65 DM, aber es gab Duschen, Heizung und Freunde – und man war mit dem Fahrrad schnell in der Klinik.

Wir waren glücklich und von da an lief alles wie geschmiert. Die Arbeit hat wahnsinnig viel Freude gemacht. Wir hatten so nette Patienten, meistens Rentner, die Zeit hatten, da wir ja etwas länger brauchten. Die waren schon so versiert, dass sie fachliche Tipps geben konnten. Wir hatten jeweils zu zweit einen Behandlungsstuhl. Das Instrumentarium wurde privat angeschafft und kostete damals schon über 1000 DM, aber das war der erste Teil der eigenen Praxiseinrichtung. Dazu kamen neben den Büchern natürlich auch noch die Verbrauchsmaterialien.

Weil nicht immer ausreichend Patienten zur Verfügung standen, haben wir uns auch gegenseitig behandelt. Aufgrund der intensiven Kontrolle der Assistenten hat man sehr genau und gründlich gearbeitet. Ich habe heute noch einige Gold-Inlays aus dieser Zeit in meinem Mund.

Die Zahnmediziner waren eine eingeschworene Gemeinschaft, weil ein Semester nicht mehr als 25 Studenten umfasste. Das erklärt, warum einer der Herren durch ein Mikrofon, das er ausgeschaltet glaubte, zu seinen Kommilitonen sagte: „Frisches Fleisch aus Frankfurt“, als wir mit 6 Mädels in unserem ersten klinischen Sommersemester dort auftauchten.

Wir trafen uns ständig zu den Veranstaltungen und im Labor und das war sehr abwechslungsreich. Hier lernte ich das „wahre“ Studentenleben kennen. Abends gingen wir in die Damm-Mühle, die verschiedensten Dörfer wurden abgeklappert. Es war abenteuerlich und herrlich, eine wunderschöne Zeit.

Je näher die Prüfungen kamen, umso mehr wurde auch gemeinsam gelernt. Wir haben Fragenkataloge erstellt. Da war ein richtiger Zusammenhalt. Recht früh bildeten wir Examensgruppen. Ich wurde von drei Jungs mit dem Argument ausgewählt, dass es immer gut wäre, für die Professoren ein Mädchen dabei zu haben. Sie würden dann nicht so „wüst" fragen. Die Jungs haben mich auf Händen getragen. Sie waren für die physikalischen und chemischen Probleme zuständig und wir haben gut zusammengehalten und alle vier ein sehr gutes Examen hingelegt. Wir treffen uns heute noch alle 2 Jahre mit Ehepartnern.

In intensiven Phasen lernten wir den ganzen Tag. Um 8 Uhr abends trafen wir uns und besprachen gemeinsam, was wir nicht verstanden hatten, und dann ging's zum Essen in die Wirtschaft schräg gegenüber. Dort trafen sich alle Zahnmediziner bei Wolfgang, dem Wirt. Wir aßen riesige Portionen Pommes frites für 80 Pfennig. Dazu gab es noch ein Bier und dann ging man nach Hause zum Schlafen.

Die 6 Monate Examenszeit waren natürlich anstrengend. Wir sahen hinterher ganz blass aus, weil wir nicht mehr ins Freie kamen. Aber wir waren in dieser Zeit so was von fit im Kopf, das war toll.

In der zweitletzten Prüfung, der Pharmakologie, hatten wir nur zwei Tage Zeit für die Vorbereitung, so lernte ich noch bis 4 Uhr früh. Um halb acht stürmte mein Verlobter in mein Zimmer.„ Du hast doch Prüfung!"

Er hat mich dann ungewaschen und ungekämmt in die Klinik gefahren, wo mich „meine Jungs" schon ganz aufgeregt erwarteten. Um 10 Minuten nach 8 Uhr wurden wir hineingerufen und absolvierten unsere Prüfung. Der Prüfer hatte ein Hörgerät und bat uns, laut und deutlich zu sprechen, damit er dieses nicht benutzen musste, da es ihm sehr unangenehm war.

Wir saßen alle vier auf einem Uraltsofa dem Prüfer gegenüber. Wir haben hoch und heilig versprochen laut zu sprechen, jedoch die Gelegenheit genutzt nebenbei zu flüstern, wenn einer etwas nicht wusste. So konnten wir alle vier mit Bravour bestehen. Ach, sagte der freundliche alte Herr, die Zahnmediziner sind so fleißig, das macht mir richtig Freude.

Meine Doktorarbeit begann ich während des klinischen Studiums bei Dr. S., einem Hals-Nasen-Ohren-Arzt mit Schwerpunkt Lippen-, Kiefer- und Gaumenspalten. Meine Aufgabe bestand in der Auswertung seines gesamten Krankenguts – eine Fleißarbeit. Die Karteikarten mussten auf Lochkarten übertragen werden. Ziel der Auswertung war die Klassifizierung der Fehlbildungen und die Erfassung von internistischen Begleiterkrankungen, wie z. B. Herzklappenfehlern, welche am häufigsten vorkamen. Eine Besonderheit war, dass viele Patienten aus dem Amöneburger Becken kamen, einer katholischen Enklave.

Mein Mann hatte zwischenzeitlich seine Bundeswehrzeit abgeleistet und wir heirateten im April 1968. Mit einem alten Wohnwagen ging es auf Hochzeitsreise in das damalige Jugoslawien, in dem noch Tito herrschte. Unser eigentliches Ziel Frankreich und Spanien wagten wir nicht anzusteuern, da zu dieser Zeit das Benzin in Frankreich knapp war.

Leere Campingplätze und niedrige Preise haben uns entschädigt. Wir besuchten noch Griechenland auf dem Umweg über Italien per Fähre, da wir durch Albanien nicht fahren durften. Zwei Monate waren wir unterwegs. Wir mussten dann allerdings zurück, um rechtzeitig Anfang August unsere Stellen im schweizerischen Basel anzutreten.

Ursprünglich schwebte uns ein Auslandsjahr in Mexiko, Brasilien, Kanada oder Amerika vor. Bis auf Mexiko bekamen wir von den Botschaften keine Antwort. Nach Mexiko hätten wir 30.000 DM einführen müssen. Das war uns für ein „Schnupperjahr" zu viel.

In der Schweiz hatte ich sofort eine Stelle in der Schulzahnklinik in Basel bekommen und dort erfuhren wir, dass eine kieferchirurgische Stelle in der Volkszahnklinik frei war. Die bekam mein

Mann wohl, weil er als Hauptmann der Reserve „gedient“ hatte. So waren wir beide schnell versorgt.

In die Volkszahnklinik konnte jeder unter Vorlage seiner Einkünfte gehen. Danach richtete sich die Zuzahlung. In der untersten Gehaltsklasse kostete „Zahnreißen“ 2 Franken. Die Schulkinder waren befreit. Es bestand allerdings Untersuchungspflicht. Wir waren 17 Kollegen, viele Ausländer, vor allem Tschechen nach dem „Prager Frühling“, aber auch Serbinnen und Kroatinnen.

Von uns wurde ein Gesundheitszeugnis erstellt und wir hatten die Auflage, uns vierteljährlich bei der Fremdenpolizei zu melden. Die Bezahlung war besser als in Deutschland, aber das Leben viel teurer. Später fanden wir heraus, dass unsere Helferinnen wesentlich mehr verdient haben als wir. Diese kamen im Winter mit Pelzmänteln zur Arbeit, während wir noch unsere Studenten-Klamotten trugen.

Wir erfuhren, dass in Deutschland ein jüngerer Kollege in Karlshafen einen Stromunfall hatte und seine Praxis vakant ist. Sie besaß bereits zwei Behandlungszimmer, was in der damaligen Zeit etwas Besonderes war. Das hieß, wir könnten von Anfang an gemeinsam arbeiten. Aber so viel Geld, um eine Praxis käuflich zu erwerben, hatten wir nicht, trotz Sparsamkeit.

Mein Mann verhandelte mit den Verkäufern und wir bekamen die Praxis zum halben Preis, für 20.000 DM. Wir waren erleichtert.

Als der Eröffnungstermin zum 1. Juli anstand, alles bezahlt war, die Anzeigen aufgegeben waren und die Helferin vom Vorgänger übernommen und schon im Voraus bezahlt war, wurde mein Mann krank. Er konnte plötzlich seine Beine nicht mehr bewegen und fühlte sich nicht gut. Wir holten einen Arzt, der uns sofort riet, in die Neurologie der Uni-Klinik Göttingen zu fahren. Das Problem wurde in den Bereich C 5–7 lokalisiert, ohne dass man zunächst wusste, um welche Raumforderung es sich handelte. Gleich am Abend wurde von einem dorsalen Zugang operiert von 17 bis 23 Uhr. Es handelte sich um 3 massive

Bandscheibenprolapse, die das Rückenmark komprimiert hatten. Zu diesem Zeitpunkt war mein Mann schon total gelähmt. Er war gar nicht mehr in der Lage, die Einverständniserklärung zur Operation selbst zu unterschreiben. Weil kein Bett frei war, lag er die 1. Nacht im sogenannten Sterbezimmer. Ich blieb bei ihm und sah in der Nacht, dass sich sein rechter Fuß etwas bewegte. Ich habe ganz stolz bei der Visite davon berichtet. Professor B. nahm mich in den Arm und sagte: „Den Rest schaffen wir auch noch." In den 6 Wochen auf der Neurostation ging es Stück für Stück besser.

Es war alles gelähmt, inkl. Darm und Blase. Er kam dann zur Rehabilitation in die Weser-Berglandklinik. Dort haben sie ihm das Laufen wieder beigebracht mit viel Aquatraining und verschiedenen Formen der Krankengymnastik. Natürlich war der Verlauf von Höhen und Tiefen gekennzeichnet. Der Kreislauf spielte manchmal verrückt. Das Training erforderte zunächst einen Gehwagen, dann verschiedene Arten von Gehstützen.

Zwischenzeitlich wurde die Helferin der neu erworbenen Praxis weiterbezahlt, obwohl die Praxis ja zunächst nicht eröffnet werden konnte. Ich war mit der Betreuung meines Mannes beschäftigt und wir kämpften beide zusammen und machten Übungen über Übungen.

Einmal kam ich zur Essenszeit und bemerkte, dass mein Mann mit seiner eingeschränkten Armbeweglichkeit das Essen nicht richtig zu sich nehmen konnte. Es wurde ihm einfach hingestellt und keiner hatte wegen Personalmangel Zeit, ihn zu füttern. Von da an fuhr ich täglich in die Klinik und wir schafften es zusammen, dass er nach 4 Monaten mit Gehstützen wieder einigermaßen gehen konnte. Sein Gang war allerdings noch sehr ataktisch. Dieser Zustand hielt für ca. 6 Monate an und besserte sich dann langsam. Zwischenzeitlich wurde er in das Krankenhaus Bad Karlshafen verlegt, wo ich eine Wohnung eingerichtet hatte.

Mein Mann war zu dieser Zeit 31 Jahre alt. Gehandicapt war er von da an für sein ganzes Leben. Besonders ein Bein war betroffen und bei kleinsten Kälteeinwirkungen zog er das Bein nach und stolperte leicht.

Zu allem Unglück starb in dieser Zeit noch seine Mutter, sodass er einen weiteren Schicksalsschlag verkraften musste.

Sein behandelnder Arzt riet ihm stundenweise zu arbeiten, da er ja auch im Sitzen seine Tätigkeit verrichten könne. Diese Arbeitshaltung setzte sich ohnehin zunehmend durch. Früher standen Zahnärzte immer und waren mit 60 Jahren krumm.

Wir fingen daraufhin beide an, in unserer Praxis in Helmarshausen bei Karlshafen halbtags zu arbeiten. Die Gegend war mit Zahnärzten unterversorgt und es war schön zu sehen, dass die Menschen sich auf uns gefreut und gewartet hatten. Das gab Auftrieb und es ging Schritt für Schritt aufwärts. Das ging so für 8 Jahre, in denen ich vorwiegend Kinder und ängstliche Väter behandelt habe.

Dann fing ich an, Zicken zu machen. Ich hatte die erste Fehlgeburt. Das hat uns sehr belastet. Zwei Jahre später wurde unser Junge geboren. Deshalb blieben wir am Ort, obwohl wir uns noch einmal verändern wollten. Meinem Mann war es in Helmarshausen zu ruhig und zu entlegen.

Aber jetzt hatten wir das ehemalige Schulleiterhaus mit einem großen Garten erworben und wollten erst einmal hier bleiben. Nach dem ersten Sohn Ralf hatte ich noch eine Fehlgeburt und habe meine Arbeitszeit reduziert.

Als der Junge 4 Jahre alt war, überlegten wir uns, dass wir den Absprung nicht mehr schaffen, wenn der Junge erst einmal zur Schule geht. Wir haben Ralf bei einer Schwägerin deponiert und ganz Deutschland bereist, um eine neue Praxis zu finden: Weinheim, Darmstadt, Bodensee, Norddeutschland ...

Ich wollte gerne nach Darmstadt, aber mein Mann hatte sich überlegt, dass er gerne wieder nach Gießen in die Heimat seiner Vorfahren gehen möchte.

Das Darmstadt-Angebot des Maklers gefiel uns nicht. Wir kamen ins Gespräch und es stellte sich heraus, dass er für Gießen ein Angebot hatte, ein Wohnhaus mit Garten und der Möglichkeit, die Praxis unterzubringen. Wir griffen zu.

Wir haben zunächst die Praxis so ausgebaut, wie es unseren Wünschen entsprach. Die musste erst mal laufen. Später konnten wir an die Wohnung denken. Ralf kam dann gleich in den Gießener Kindergarten. Im Nachbarhaus wohnte ein gleichaltriger Junge und wir Mütter konnten uns abwechseln mit den Kindertransporten. Mein Mann baute im Garten ein Klettergerüst. Das war ihm wichtig. Er wollte nicht, dass ihn seine Behinderung einschränkt. Er wollte immer alles selbst machen. Er war und ist ein Alpha-Typ.

Die Praxis lief sehr gut. Als der Schwiegervater starb, mussten wir das Elternhaus verkaufen. Das unerwartete Geld wurde sofort verbaut. Wir benötigten dringend ein richtiges Badezimmer. Das 50er-Jahre-Bad war viel zu klein und unpraktisch. Das Haus wurde durch einen Anbau vergrößert. Das hat alles noch mein Mann organisiert. In seinen Vierzigern aber ließ die Kraft in den Beinen immer mehr nach. Er wollte es nicht wahrhaben, bis ihm sein Cousin riet, sich wieder untersuchen zu lassen.

Wir ließen in Frankfurt nachts ein MRT machen, weil die Termine knapp und die Geräte noch selten waren. Es fand sich eine Syrinx (Syringomyelie) im ehemaligen OP-Gebiet, die das Rückenmark komprimierte. Es sollte beobachtet werden, bis 1992 eine starke Schwellung des linken Arms auftrat. Professor S. machte eine Probefreilegung mit dem Ergebnis, dass infolge Gewebszerstörung keine Schulterprothese mehr eingebaut werden kann. Er meinte, dass der Schaden muskulär kompensiert werden könne. Dem war leider nicht so.

Nach der Operation haben wir noch einmal einen Familienurlaub mit einem Wohnmobil in den USA gemacht.

Es kam wieder zunehmend zu Gangunsicherheiten und Stürzen und wir stellten uns 2001 bei Professor K., dem Leiter der neurologischen Klinik vor, der zur Operation riet. Mein Mann war inzwischen 55 Jahre alt geworden. Eine Besserung trat nach der Operation nicht mehr ein. Er war jetzt dauerhaft auf den Rollstuhl angewiesen.

Nach Ende der anstrengenden Bauzeit bekam ich mein zweites Kind, es war eine Überraschung: Zunächst fühlte ich mich nicht gut und dachte, ich sei von den Bauarbeiten erschöpft. Ich ließ mich untersuchen. Meine Ärztin lachte und schickte mich zum Gynäkologen, der die von ihr vermutete Schwangerschaft bestätigte. Ich hatte damit nicht mehr gerechnet, weil man mir nach der letzten Schwangerschaft gesagt hatte, ich könne keine Kinder mehr bekommen. Leider musste ich viel liegen. Aber es folgte noch einmal eine sehr positive Zeit bis zu dem schrecklichen Ereignis mit der Armschwellung meines Mannes 1992.

Ich führte die Praxis noch 6 Monate allein, aber es wurde mir zu viel, weil täglich noch Krankenbesuche und die Versorgung der Kinder auf mir lasteten.

So wurde schnell ein Nachfolger für die Praxis gesucht, bei dem ich noch 10 Jahre weiter arbeiten konnte. Der Nachfolger verließ die Praxis 2005, um sich mit seinem Bruder niederzulassen und ich war mit 64 Jahren bereit, in den Ruhestand zu gehen. Rente bezog ich schon mit 60 Jahren. Das war ohnehin nicht viel.

Ich habe meiner Praxiszeit sehr nachgetrauert, besonders den selbstverständlichen Kontakten mit Menschen aus dem ganzen Viertel. Zu Praxiszeiten war das wie in einem Dorf. Ich fühlte mich in meine Kindheit zurückversetzt, in der auch jeder jeden kannte. Das fiel jetzt weg.

Die Krankheit meines Mannes isoliert auch ein wenig und ich habe mir dann peu à peu wieder ein eigenes gesellschaftliches Leben aufgebaut.

Schon als meine Tochter noch klein war, besuchte ich den Literaturkurs an der Volkshochschule. Das habe ich beibehalten, nunmehr seit 30 Jahren. Es sind immer noch einige Damen vom

Anfang dabei. Ich trat auch dem Ärztinnenbund bei, konnte aber anfänglich nur sporadisch an den Veranstaltungen teilnehmen.

Eine weitere Aktivität ist das Turnen in der Evangelischen Bildungsstätte, das ich mit meiner Nachbarin regelmäßig besuche.

2002 starben meine Eltern, 2006 die erste Schwester (Gehirntumor) und 2008 die zweite (Herzinfarkt). Beide in ihren 50er Jahren. Das brachte natürlich mein Leben wieder einmal durcheinander, weil neben der Trauer viel zu erledigen war.

Ich kümmerte mich damals auch intensiv um die 1. Vorsitzende des Ärztinnenbundes, Frau S., die an einem Bronchialcarcinom im Spätstadium litt, während ihr Mann ebenfalls in einem Krankenhaus lag. Die Krankheit zog sich noch über ein halbes Jahr hin.

Inzwischen ist es so, dass ich es genieße, wenn ich nur für mich sein kann, mich zurückziehen kann. Ich genieße dann den Augenblick oder lese ein Buch.

Obwohl, da fällt mir noch eine Aktivität ein. Ich habe mit zwei Freundinnen, die auch hier in der Eichgärtenallee wohnen, eine Fraueninitiative gegründet. Wir wollten eine Geschwindigkeitsbegrenzung auf 30 km/h erreichen. Dieses Anliegen konnten wir zwar nicht durchsetzen, aber wir bekamen nach vier Jahren wenigstens einen Zebrastreifen in der August-Messer-Straße, der schon lange überfällig war.

Also, wenn man zurückblickt, war unser Leben schon abenteuerlich. Aber wir waren immer positiv gestimmt: Wir gehen das an; wir schaffen das und zu zweit ist man unendlich stark. Wenn einer mal „down" war, konnte er sich auf den anderen verlassen und umgekehrt. Unsere große Freude sind unsere Kinder: Der Sohn als Arzt mit seiner Familie und die Tochter als Zahnärztin mit Mann.

Rückblickend kann ich sagen, dass mein Doktorvater mich prägte. Ich hatte in seiner Klinik häufig Nachtdienste gemacht und mich auch um die Wäsche gekümmert. Dabei betreute ich die Babys, deren Gaumenspalten operativ verschlossen worden waren.

Es sind mir diese Liebe, mit der mein Doktorvater die Kinder behandelt hat, sein Verantwortungsbewusstsein, aber auch seine Erfolge sehr gut in Erinnerung geblieben. Das hat auf mich alles großen Eindruck gemacht und sicher auch meine spätere Ausrichtung auf die zahnärztliche Behandlung von Kindern als Schwerpunkt beeinflusst.

Die Frauen heutzutage sind anders gestrickt als wir damals. Wir waren noch obrigkeitshörig. Man soll sich da nicht fangen lassen. Wenn man einen Traum im Kopf hat oder ein Ziel, dann soll man das durchziehen.

In Bezug auf die Verweiblichung der Medizin glaube ich, dass mächtig viel Arbeit und Belastung auf die Frauen zukommt, noch mehr als schon zu meiner Zeit. Die Frauen müssen in die Öffentlichkeit treten und sich wehren und vor allem lernen, zu delegieren.

Frau Prof. Dr. Erika B.

Ich bin in Gießen zur Welt gekommen. Meine Eltern haben nichts mit der Medizin zu tun gehabt. Meine Mutter war noch Hausfrau, kam aus dem bäuerlichen Bereich und der Vater, der hat dann schon Abitur gemacht und war Beamter, ist aber dann bei der Gießener Wohnungsbaugesellschaft in einer leitenden Funktion gewesen. Ich habe noch einen großen Bruder und der fand eigentlich immer, dass seine Schwester alles das auch können sollte, was von einem Jungen erwartet wird (*lacht*). Meine Mutter fand das auch und von daher bin ich also ganz offen in der Richtung erzogen worden; ich bin auch rum geklettert und so weiter. In der Schule hat sich dann auch schnell gezeigt, dass ich ein besonderes Interesse für Naturwissenschaften hatte. Ich war das einzige Mädchen in den drei Jahren der Oberstufe im naturwissenschaftlichen Zweig. Die Jungs mussten mit mir klarkommen. Ich weiß, dass ich (*lacht*) mit den Jungs durchaus durchsetzungsfähig war. (*lacht*) Insofern gab das da keine Probleme – ich war immer auch sehr sportlich dabei. Und da ich mich also einmal für psychologische Fragen interessiert habe, aber dann auch für das Naturwissenschaftliche, war ich noch am überlegen: „Was sollst du später mal machen?", und bin deshalb nochmal zum Arbeitsamt gegangen. Dort sagte man mir: „Das ist doch ganz klassisch, diese Kombination passt zur Medizin!" Da habe ich gesagt: „Das Studium dauert aber so lang und ich will ja auch später doch mal Familie haben" und so weiter. Da sagt der: „Nein, also, machen Sie das."(*lacht*)

Ja und ich denke, er hatte recht. Ich habe dann angefangen Medizin zu studieren und habe dann gemerkt: Das war genau das Richtige, das passte wunderbar zu mir. Ich hatte viel Freude an dem Studium, war auch eine sehr gute Studentin. Ich habe in Gießen studiert, habe mich da auch in der Gremienarbeit engagiert, also im Studienausschuss und Fachbereichsrat und habe da geholfen, Stundenpläne aufzustellen, Dinge zu organisieren als Chaos war und so weiter. Also von daher habe ich damals auch schon mit dem Dekanat recht eng zusammengearbeitet. Ich weiß noch, manchmal kam dann der Studiendekan zu mir und fragte, wie wir denn den Stundenplan basteln und so etwas. (*lacht*) Und weil ich mich halt sehr für Sport interessierte, habe ich dann meine Doktorarbeit in der Physiologie gemacht, im Sonderforschungsbereich Adaptation und Rehabilitation; die ist halt sehr gut geraten – da habe ich mit Summa cum laude promoviert. Das war nachher auch Anlass für den Ärztinnenbund, mich einzuladen, weil ich die erste Medizinstudentin in Gießen war, die mit Summa cum laude promoviert hatte.

Da war dann so eine Sitzung und die haben mir einen Blumenstrauß überreicht und bei dieser Sitzung hat Frau S. einen Vortrag über Sportmedizin gehalten. Da habe ich sie schon mal kennengelernt und (*lacht*) daran sieht man, dass der Ärztinnenbund eine ganz wichtige Rolle in meiner Karriere gespielt hat. Als mein Studium zu Ende ging, habe ich mir gedacht: „Nee, also, Uni, das machst du jetzt erst mal nicht. Dieses Geschiebe, diese Ellbogengesellschaft – das ist nicht so dein Ding. Du gehst in die richtige, praktische Medizin." Da habe ich die Uni verlassen und bin an periphere Krankenhäuser gegangen. Ich habe also dann in Dillenburg gearbeitet, in Wetzlar und in Braunfels. Danach habe ich mich in der Medizinalassistentenzeit, die ich gemacht habe, für die Allgemeinmedizin oder Orthopädie interessiert, war aber nicht ganz sicher und habe dann gesagt, dann fange ich jetzt erst mal mit der Chirurgie an, das brauchst du nämlich für beides. Ich habe mich für eine chirurgische Stelle beworben, aber auch wieder in der Peripherie. Ich habe da Bewerbungen geschrieben (*lacht*) und drei Zusagen bekommen.

Das waren ja auch sehr gute Zeiten; natürlich hatte ich auch sehr gute Zeugnisse. Dann bin ich nach Bad Homburg gegangen und war gleich in der Ambulanz gelandet. Da ist mir klar geworden, dass Allgemeinmedizin mein Ding ist und ich habe von der Chirurgie auf die Innere gewechselt, die ich ja dann für die Weiterbildung in der Allgemeinmedizin brauchte. Damals war es ja noch gar keine Pflicht, eine Weiterbildung in Allgemeinmedizin zu machen, aber für mich war klar: Du machst das. Gegen Ende meiner klinischen Zeit haben wir uns das erste Kind gewünscht – das war also alles so ganz gut geplant. In der Schwangerschaft habe ich gemerkt, dass mir noch ein viertel Jahr in der Allgemeinarztpraxis fehlt, sodass ich eine Bewerbung an Frau S. gerichtet habe. Ich fragte sie, ob ich bei ihr die Weiterbildung abschließen könnte, weil ich wusste, dass sie doch ein breiteres Interesse hat. Sie hat mir geantwortet, dass sie eigentlich keine wirkliche Weiterbildungsstelle hat, weil sie schon eine Entlastungskraft in der Praxis hat, aber es steht ihre Berufung für die Professur für Allgemeinmedizin in Gießen an; wenn das was würde, dann könnte ich da als wissenschaftliche Mitarbeiterin anfangen. Ja, habe ich gesagt, dazu bin ich gerne bereit. Der Dekan war super begeistert, weil er mich noch aus meiner Studentenzeit kannte. Meine Erziehungszeit endete am 26.03.1982 und die Professur begann am 01.04. (*lacht*), sodass ich – meinem Wunsch folgend – halbtags als wissenschaftliche Mitarbeiterin eingestellt wurde. So habe ich erst mal halbtags da gearbeitet und meine Weiterbildung in der Praxis von Frau S. hier in Biebertal fertig gemacht. Dadurch, dass das halbtags war, musste ich ein halbes Jahr dort sein. Aber vom ersten Tag an mit dem Status einer wissenschaftlichen Mitarbeiterin, sowohl in der Praxis als auch in der Forschung und Lehre. Das war genau richtig, weil ich eben auch entsprechend wissenschaftlich gearbeitet und unterrichtet habe.

Dann kam das zweite Kind, sodass ich mich auf eine Ausschreibung in Marburg gar nicht gemeldet hatte, weil ich dachte, du bist noch gar nicht so weit. Dadurch, dass es aber Ärger in Marburg gab, mussten wir, Frau S. und ich, dann von Gießen aus einspringen. Die das bisher in Marburg gemacht hatten, haben sofort hingeschmissen, als sie sich die Professur nicht teilen durften. Die Kommission in Marburg hat mich gebeten, ich soll doch mal vorsprechen. Also wie gesagt, ich habe mich nicht beworben. Ganz typisch für eine Frau, ja? (*lacht*) Aber die Kommission hat gesagt: „Okay, die schauen wir uns an." Die kannten mich auch von meiner Forschungstätigkeit aus diesem Sonderforschungsbereich mit Gießen und Marburg zusammen. Ich sollte da meine Vorstellungen mal vortragen und meine Unterlagen und Referenzen mitbringen. Dann bin ich also dorthin, da habe ich noch mein zweites Kind gestillt (*lacht*). Ich war damals auch in der Erziehungszeit, sodass ich in der Zeit also nur zehn Stunden gearbeitet habe. Ich dachte: „Ach ja, das ist ein ganz gutes Training." Und als ich zurückgefahren bin: „Oh, eventuell nehmen die dich." (*lacht*) Sie haben mich erst mal als Vertretung der Professur genommen, weil ich wirklich noch nicht so weit war. Die haben mich also erst mal so angeguckt, beäugt, wie ich das denn so mache. Ich bin halt jemand, der nicht kneift. (*lacht*) Dann habe ich gesagt: „Ja, das mache ich." Und dann mit zwei Kindern (*lacht*) hier in der Praxis – die sollte ich dann auch zum 01.04.88 übernehmen.

Gleichzeitig habe ich auch die Vertretung der Professur in Marburg übernommen, im Stand einer wissenschaftlichen Mitarbeiterin. In Marburg waren sie sehr zufrieden mit mir und so habe ich 1990 die Professur bekommen. Eine halbe Professur für Allgemeinmedizin und gleichzeitig eben hier die Praxistätigkeit; wir hatten gerade zum 01.04.88 die Praxis bei der Frau S. mit einem Kollegen zusammen übernommen; seither mache ich das. Das war zunächst mal eine befristete Professur und jetzt ist es eine unbefristete.

Wir haben mit drei halben Stellen angefangen. Also meine halbe Professur, eine halbe wissenschaftliche Stelle und eine halbe Sekretariatsstelle. Inzwischen sind wir eine richtig ordentliche Abteilung mit achtzehn Mitarbeitern.

Da bin ich halt nach wie vor die Leiterin. Professur im Angestelltenverhältnis – auch was Besonderes. Aber, wie gesagt, wir waren halt durchaus sehr erfolgreich. Mein zweiter wissenschaftlicher Mitarbeiter hat sich dann habilitiert, hat zwar einen externen Ruf bekommen, ist aber dann geblieben. Bei uns wollen alle bleiben. (*lacht*) Sie sind gern in der Abteilung, wir haben bei uns eine ausgesprochen stabile Struktur, weil es offensichtlich gelingt – und da ist wahrscheinlich wieder die weibliche Fähigkeit auch dabei –, ein gutes Arbeitsklima geschaffen. Ja, ein gutes und produktives Arbeitsklima haben wir und wie gesagt: Dadurch sind wir erfolgreich. Dieser eine wissenschaftliche Mitarbeiter hat dann die zweite halbe Professur bekommen. Außerdem haben wir noch im Rahmen des Frauenförderprogramms Annette B., obwohl sie, glaube ich, nicht Mitglied im Ärztinnenbund ist. Und wir haben im Rahmen des Frauenförderprogramms des Landes Hessen eine Juniorprofessur bekommen; Juniorprofessuren sind sehr geeignete Instrumente für Frauen, um wieder einzusteigen. Annette B. hat schon früher mit uns in wissenschaftlichen Projekten gearbeitet – sie war seinerzeit in Göttingen gewesen. Dann hat sie nacheinander drei Kinder gekriegt und war eigentlich schon im Ausstieg begriffen, auch aus der Wissenschaft. Ihr damaliger Chef hat gesagt, das wird nie was mit ihrer wissenschaftlichen Tätigkeit. Durch dieses Instrument der Juniorprofessur haben wir sie wieder reingekriegt. Sie hat das dann gemacht, hat sich bewährt, hat inzwischen externe Rufe bekommen (*lacht*) und ist auch in Marburg geblieben; sie ist jetzt sogar ranghöher als ich, weil sie neuerdings auf Dauer eine W3-Professur hat. Sie wird auch meine Nachfolgerin werden, das ist also alles schon klar – diese Abteilung bleibt also in Frauenhand. Ja, das ist der Stand der Dinge. Ich bin nach wie vor mit ganz viel Freude hier in der Praxis, betreue meine Patienten, mache richtige, ganz normale Hausarztmedizin und dann leite ich halt eben die Abteilung in Marburg. Und bin da auch Vorsitzende der Gleichstellungskommission in Marburg, von der Medizin. Jetzt bin ich noch im Fachbereichsrat, aber das ging erst, als die Kinder aus dem Haus waren. (*lacht*) Ja das ist so mein Werdegang.

Ja, das ist natürlich anstrengend – fast schon unmenschlich; das ist etwas, was man eigentlich nicht empfehlen kann. Die Leitung klappt schon mit einer Halbtagsstelle; das ist bei uns wirklich so gut organisiert und so gut abgestimmt, dass das mit einer halben Stelle doch einigermaßen hinhaut. Aber wenn man halbtags in der Praxis ist, und man anerkannt ist bei den Patienten, geht das nicht wirklich halbtags. Ich habe nur noch zwei Mal die Woche eine offene Sprechstunde mit über vierzig Patienten. Frau Speiser haben wir ja auch noch in der Praxis, die dann auch sehr viele Termine hatte, dadurch, dass wir die letzte Woche Urlaub hatten. Die hatte natürlich etliche Patienten davon auch selbst untersucht, aber wie gesagt, das lässt sich letztlich nicht auf eine halbe Stelle in der Praxis begrenzen und deshalb ist das auch kein Modell für die Zukunft.

Für die Allgemeinmedizin an der Uni braucht es wirklich Leute, die da ganztags sind, so wie jetzt die Annette B. – mit einer vollen Professur. Sie arbeitet jetzt einmal in der Woche einen guten halben Tag in einer Praxis in Wettenberg bei einem ehemaligen Mitarbeiter von uns. Herr D., der die andere halbe Professur hat, arbeitet so zwei Tage in der Woche in der Praxis. Aber das ist halt, wie gesagt, für eine Abteilung, die eben auch Forschung macht und so, nicht möglich, das so zu machen, wie ich das mache; das reibt zu sehr auf. Auf der anderen Seite, für mich persönlich: Ich liebe halt die Praxis; ich würde die nicht aufgeben. Ich meine, ich hätte ja auch verhandeln können, dass ich sage: Gebt mir jetzt eine ganze Professur und ich verlasse die Praxis – das wollte ich doch nicht. Auf der anderen Seite macht mich das für andere Sachen auch sehr attraktiv. Also ich bin noch sehr intensiv in der Leitlinienarbeit beschäftigt, weil ich einfach die Synthese habe: Auf der einen Seite die Wissenschaft, die Lehre und auf der anderen Seite wirklich noch die tägliche Praxistätigkeit. (*lacht*)

Zu meinem Privatleben möchte ich sagen: Ich liebe Sport. Als die Kinder klein waren, bin ich da natürlich zu nichts gekommen.

Ich habe eine Trainerlizenz für das Kunstturnen. Ich habe auch früher geturnt. Bis wir nach Biebertal gezogen sind, also 1987, habe ich auch noch Turnerinnen in Gießen trainiert; das habe ich dann aber aufgegeben. Danach habe ich halt einfach nur mal ein bisschen mit den Kindern gesportelt. Aber jetzt, wo die Kinder aus dem Haus sind, bin ich in zwei verschiedenen Tanzgruppen drin. Die eine ist so eine Volkstanzgruppe, die hier gleich gegenüber ist und das andere ist eine Modern Dance Gruppe; da ist auch Frau A. und sind auch ein paar Ärztinnen noch drin, aber die jetzt nicht in meiner Gruppe selber, sondern in parallelen Gruppen.

Leider muss ich jetzt, dadurch, dass ich die Fachbereichsleiterin bin, ganz viele von den Gruppenstunden versäumen, aber bis dahin, also bis auf die letzten drei Jahre, habe ich das wirklich doch sehr regelmäßig gemacht – mittlerweile ist es leider sehr unregelmäßig. Und sonntags bin ich halt früher mit dem Vater meiner Kinder ausgegangen – ich bin nicht verheiratet; der war erst anderweitig verheiratet und später haben wir auch nicht mehr geheiratet. Ich bin meinen ganz selbstständigen Weg gegangen. Auf der anderen Seite wirft er mir immer wieder vor: „Du machst ja Karriere." Mal sind wir zusammen, mal sind wir nicht zusammen. Wir haben auch eine Zeit lang zusammen getanzt, also Latein und Standard. Mit der Zeit wollte er das nicht mehr; dann musste ich die Tanzgruppe aufgeben. Da habe ich noch so ein bisschen Co-Trainerin gemacht, weil da der alte Tanztrainer noch war und jetzt gehe ich da noch sonntags zum Zirkeltraining; das ist auch hier beim Breitensportverein – also da habe ich so meine Gruppen. Ich war jetzt im Skiurlaub zusammen mit einer Freundin und ich sitze jeden Tag auf dem Heimtrainer (*lacht*); ich lese dann aber dabei. Also von daher kann ich die Zeit nutzen und halte mich einfach sportlich fit. Diese vielfältige Tätigkeit ist ja sehr schön, sodass man nicht einfach nur in der Praxis verbraten wird, sondern immer wieder diesen Perspektivwechsel hat, der das so spannend und schön macht.

Ja und dann werden wir sehen: In zwei Jahren will ich in der Praxis, wenn alles klappt, jemanden zur Weiterbildung bekommen, der dann halt meinen Platz auch übernehmen soll. Den werde ich erst noch einarbeiten, dann nur noch supervidieren und mich dann aus der Praxis rausziehen; also das habe ich dann vor. Und in der Uni werde ich dann auch aufhören; aber in diesem Jahr werde ich Großmutter, das erste Mal, (*lacht*) vom älteren Sohn; der ist allerdings in Kaiserslautern. Er ist inzwischen, Professor für Wirtschaftswissenschaften. Dann werden wir mal sehen, wie es weitergeht. Also sicher werde ich in unserer Fachgesellschaft dann auch mal mehr Ämter übernehmen können, was ich bisher ja immer ziemlich wenig gemacht habe, obwohl ich Vizepräsidenten in unserer wissenschaftlichen Gesellschaft für Allgemeinmedizin bin. Aber wie gesagt: Solche Ämter habe ich erst ab dann angenommen, als die Kinder aus dem Haus oder aus dem Groben raus waren, also groß waren. Ja, ich habe halt das Glück gehabt, dass meine Eltern mich immer unterstützt haben. Sie sind mit mir dann auch hier nach Biebertal gezogen und haben mir halt einfach immer den Rücken freigehalten, sodass ich da dann immer die Freiheit hatte, so viel zu arbeiten. (*lacht*) Ich wäre durchaus bereit, wenn das bei meinen Kindern so ist und ich in Rente bin, dass ich denen dann auch den Rücken dafür frei halte.

Ich habe es eigentlich immer abgelehnt, diese typische weibliche Rolle zu übernehmen. Wenn ich zum Beispiel als Studentin gefragt wurde, was ich für ein Fach machen wollte, und dann habe ich gesagt: „Orthopädie" – nicht Kinder! Damals gab es das Bild, wenn man Ärztin wird, dann wird man Kinderärztin; Kinderärztin kommt für mich überhaupt nicht in Frage. Heute behandele ich Kinder mit Begeisterung, aber einfach wegen dieses Rollenbildes war das für mich unmöglich und ich habe mich auch nie für Haushalt interessiert. Dadurch, dass meine

Eltern mitgezogen sind und meine Mutter begeisterte Hausfrau war, habe ich nie gekocht oder so irgendwas und auch nie gebacken. (*lacht*) Einmal, als meine Eltern im Urlaub waren, ich hier mit den Kindern allein und mit ihnen auf dem Spielplatz war, da sagte ich: „So, jetzt muss ich mal rein und das Essen kochen", daraufhin sagte mein Kleiner zu mir: „Kannst du das denn?"(*lacht*) – ich sagte: „Das bisschen kann ich. Und die Oma hat ja auch vorgekocht." (*lacht*) Meine Mutter hat hier bis vor fünf Jahren, bis ins hohe Alter hinein, wirklich noch den ganzen Garten gemacht und den Haushalt geschmissen. Als jetzt meine Mutter gestorben war, da musste ich es ja nun mal langsam lernen. Und dann haben mir meine Söhne beigebracht, wie man kocht. (*lacht*) Ja, sie standen inzwischen auf eigenen Füßen und hatten dann in ihrer Single-Wohnung natürlich immer selbst gekocht. Sie sagten dann: „So, Mama, wir kommen jetzt jeden Sonntag! Und du kochst und wir helfen dir erst mal; nachher machst du das selber!" Und jetzt klappt das. (*lacht*) Jetzt kommt nur noch der Kleine, weil der Große zu weit weg ist. Aber bis vor so einem Jahr sind sie immer sonntags gekommen und ich musste kochen. (*lacht*); das ist die Sache zu meinen haushaltlichen Fähigkeiten; backen tue ich bis heute noch nicht. Das fange ich vielleicht an, wenn ich Rentnerin bin; inzwischen habe ich so eine Haushaltsmaschine dafür. (*lacht*) Der jüngere Sohn hat damit schon was gebacken; ich noch nicht. Aber wie gesagt, wenn ich dann Rentnerin bin, fange ich das dann auch noch an.

Also in der Allgemeinmedizin, in meinem Fach, haben wir tatsächlich einen recht hohen Frauenanteil in Führungspositionen, gerade in der Uni, im universitären Bereich. Das liegt nach meinem Dafürhalten daran, dass man für die Allgemeinmedizin sowieso Brüche in der Karriere braucht, weil man obligat klinische Zeiten in der Praxis haben muss; das heißt, da sind sowieso Wechsel zwischen den ganzen Ebenen erforderlich. Man muss mal rausgehen aus der Universität und dadurch ist das für Frauen doch ein geringerer Wettbewerbsnachteil, weil die ja sowieso oft auch noch andere Brüche in der Karriere haben als in den anderen klinischen Fächern.

Es lässt sich gerade auch in der Hausarztpraxis doch vieles organisieren, gerade in einer Gemeinschaftspraxis, sodass man da halt einfach die klinische Tätigkeit aufrechterhält, aber doch in einem deutlich reduzierten Umfang und sich das selbst einteilen kann und nicht so sehr von den Externen. Man ist einfach so viel selbstständiger, das selber zu organisieren.

Um Frauen zu fördern, muss man einfach, oder besser sollte man Frauen auffordern und motivieren und ihnen sagen: „Mach doch mal!“ Wenn sie dann diesen Schritt gegangen sind, dass sie es angefangen haben, dann schaffen sie es auch, aber oft sind sie eher weniger initiativ. Ich habe mich ja seinerzeit auf die Stelle in Marburg auch nicht beworben, sondern ich bin aufgefordert worden, meine Unterlagen abzugeben; man hatte damals in Marburg einfach ein bisschen Geduld mit mir und hat mir einfach diese Bewährungszeit noch gegeben, um weiterzukommen und dann hat das gut geklappt, so wie meine Söhne mir das Kochen beigebracht haben, um eine wahrhaft emanzipierte Frau zu werden. (*lacht*)

Frau Dr. Brigitte E.

Ich beginne mal mit meinem Elternhaus und meiner Kindheit. Ich bin 1951 im November geboren; mein Vater war Friseurmeister, meine Mutter ursprünglich Sekretärin, aber sie ist in das Geschäft meiner Eltern mit eingestiegen. Ich bin eigentlich in einer eher matriarchalischen Familie aufgewachsen. Meine Mutter hat das Geschäft gemanagt; sie hat sich um die Finanzen und um die Kundenbindung gekümmert – um all diese Dinge. Die Kindheit war so, dass wir sehr früh in so einem selbstständigen Haushalt mit in die Verantwortung genommen wurden. Ich habe schon als kleines Kind gekocht, gebacken, im Geschäft gestanden und irgendwelche Tätigkeiten im Friseurgeschäft übernommen.

Mein Glück war, dass ich zwei Brüder habe. Einen vier Jahre älteren und einen neun Jahre jüngeren Bruder, sodass ich inmitten von zwei Brüdern auch schon früh lernen konnte, mich in einer Männergesellschaft zu bewähren und zu behaupten und das ist sicherlich etwas, was mir immer zugutegekommen ist, dass das ganz selbstverständlich für mich war in Konkurrenz mit Brüdern, aber auch im liebevollen Umgang zu sein.

Ich habe dann mit fünfzehn Jahren die Schule mit der mittleren Reife verlassen und eine Friseurlehre bei meinen Eltern abgeschlossen, eigentlich mit dem Ziel Berufsschullehrerin oder Maskenbildnerin zu werden. Die Idee meiner Eltern war eher, dass ich das Geschäft übernehme. Ich habe mich nach der Friseurlehre – da lief alles sehr gut – entschlossen, dass ich doch nochmal weiter zur Schule gehen will und habe neben meiner Tätigkeit als Friseurin ein Abendgymnasium besucht. Ich war bis '73 als Friseurin berufstätig und habe '74 am Gymnasium in Marburg das Abitur gemacht. Danach wollte ich eigentlich in die Erwachsenenbildung gehen; ich hatte dort auch viele Freunde; das war so meine Idee. Dann habe ich gesehen, dass das doch eher eine brotlose Kunst ist. Da war es damals sehr schwierig, Stellen zu bekommen. Dann habe ich mir überlegt: „Was ist denn das breiteste Fach?“ So habe ich mich entschlossen, Medizin zu studieren, ohne eigentlich so ein konkretes Fach im Kopf zu haben. Von Anfang an habe ich immer medizinische Soziologie und medizinische Psychologie wichtig gefunden und habe mich auch immer politisch engagiert für irgendwelche Dinge, die anlagen. Das war eigentlich von Kind auf so, dass meine Mutter immer gesagt hat: „Wenn du dir einen Pullover strickst, dann musst du auch für jemanden im Dorf einen stricken, der nicht die Möglichkeit hat, sich Wolle zu kaufen.“ So bin ich von klein an aufgewachsen, also seit ich zehn bin, wenn man Plätzchen backt, backt man immer auch für andere, die das nicht backen können. Und wenn man Pullover strickt oder ein Kleid näht, macht man immer was für andere; das ist so geblieben in meinem Leben.

Ich habe also Medizin studiert. Die Vorklinik in Marburg ist mir sehr schwer gefallen. Chemie und so was alles; das war nicht so mein Ding, auch nicht nach dem Abendgymnasium. Ich hatte natürlich keine dreizehn Jahre Grundlagen. Als ich zum Patienten kam – ich wechselte damals nach dem Physikum nach München – da war das sofort mein Leben. Alles, was mit Patienten zu tun hatte, war sofort rund für mich und ich kam mit den Kollegen prächtig aus. Das war also wirklich eine wunderschöne Zeit. Ich habe dann 1978 zum ersten Mal geheiratet und mit meinem damaligen Mann in München gelebt. 1979 haben wir einen Sohn bekommen, den Johannes. Und ich habe das ganze so gelegt, dass ich nach der Geburt ein halbes Jahr Pause machen konnte, weil ich mein zweites Staatsexamen gemacht hab; danach bin ich ins PJ gegangen. An der TU Rechts der Isar in München habe ich studiert und da habe ich als Wahlfach schon Psychiatrie belegt. Mein Sohn war damals in der Kinderkrippe. Diese Lösung habe ich bewusst gewählt, weil Tagesmutter, was damals ja üblich war – es gab wenige Studierende mit Kindern – Tagesmutter war eher etwas, wo ich dachte: „Da kann ich mich nicht drauf verlassen, wenn eine ausfällt.“ – das ist auch ein gelernter Beruf. Ich wollte das also in einer öffentlichen Einrichtung und mein Geld ging völlig dafür drauf, als ich erst mal nach dem dritten Staatsexamen begann zu arbeiten; ich finanzierte die Kinderbetreuung und meine Fahrtkosten; ich glaube mir blieben damals hundert Mark übrig. Das fand ich aber trotzdem wichtig, weil ich dachte: „Wenn du nicht im Anschluss jetzt einfach weiter machst, dann ist das eine Entscheidung, mit der du nicht mehr die Kurve kriegst."

Ich habe die erste Stelle an der Uni gekriegt. Ich hatte mich erst gar nicht getraut, mich da zu bewerben, weil da ganz viele hinwollten; die Kolleginnen und Kollegen hatten sich zusammengeschlossen. Und als eine Drittmittelstelle frei wurde, haben sie mich angeschrieben und haben gesagt: „Wir wollen DICH haben. Bewirb dich da drauf. Wir haben schon mit dem Chef gesprochen. Du kriegst die Stelle." Und dann hatte ich eine Drittmittelstelle für ein gutes Jahr. Da habe ich gemerkt, die Psychiatrie, das ist mein Fach und das will ich auch machen. Dort habe ich dann auch noch meine Promotion geschrieben: „Verlaufsbeobachtung zum Alkoholsyndrom". Die habe ich zum Teil im „Rechts der Isar" gemacht und zum Teil in Haar, das ist ein Bezirkskrankenhaus; die Zeit war schon schwierig, da das Kind abends geholt werden musste. Aber ich habe das Glück gehabt, auch damals, wie jetzt auch in meiner zweiten Ehe, einen Mann zu haben, der mich immer unterstützt hat, der gesagt hat: „Für mich ist es unvorstellbar, eine Frau zu haben, die nicht arbeitet, wir sind sozusagen gleich und wir müssen immer schauen, wie wir das zusammen hinkriegen." Von daher glaube ich, das Wichtigste ist für eine Frau, die Kinder haben will und die berufstätig ist, die Auswahl der Männer dazu. Denn wenn man nicht den entsprechenden Mann dazu hat, bei dem klar ist, dass man das partnerschaftlich machen muss, ist es schlecht. Ich bin der Überzeugung, dass, in dem Moment, wo eine Frau in eine Teilzeittätigkeit geht, das in der Beziehung schon eine Veränderung ist; das kann man nicht mehr partnerschaftlich machen: Der eine macht mehr Kind und Haushalt und der andere macht mehr Karriere. Von daher glaube ich, dass es unbedingt notwendig ist, dass man im gleichen Maße arbeitet. Es kommt ja immer das Argument, der eine verdient mehr, der andere weniger – beide müssen Kompromisse machen, sonst ist einer abgehängt. Also ich bin völlig überzeugt, dass das eine Grundlage ist, um das später auch miteinander hinzukriegen.

1984 bin ich nach Wiesbaden umgezogen. Dort habe ich für die Facharztausbildung meine Neurologie-Zeit bei Prof. Kutzner gemacht. Für den Rest meiner Facharztausbildung bin ich zum Eichberg gegangen. Das ist ein psychiatrisches Krankenhaus, ich arbeitete dort, war immer die, die für Projekte zuständig war. Ich habe mich um die Sozialpsychiatrie und um die Enthospitalisierung gekümmert, das waren so meine Themen; ich habe Symposien mit organisiert und mich also überall eingeklinkt, aber ich habe mir immer Themen ausgesucht, die mir eine Herzensangelegenheit waren, wo ich dachte: „Das geht gar nicht, dass hier Menschen noch in den Krankenhäusern hängen, die eigentlich im strengen Sinne nicht psychisch krank sind." Wir haben begonnen, die Zeit des Nationalsozialismus aufzuarbeiten; das war spannend; ich war immer in den sozialpsychiatrischen Gremien und habe mitgearbeitet.

Meine erste Ehe ging dann auseinander, da wir uns sehr unterschiedlich entwickelt haben. Ich war für ca. anderthalb, zwei Jahre alleinerziehend; in der Phase habe ich meine Doktorarbeit abgeschlossen und ich bekam eine Funktionsoberarztstelle. Ich habe immer gedacht: „Wenn sich Herausforderungen stellen, dann musst du das irgendwie bewältigen und hinkriegen." Das heißt natürlich, dass mein Sohn sehr früh sehr selbstständig sein musste und sicherlich auch mal in einer Situation auf die Mutter verzichten musste, in der er sie gebraucht hätte. Ich sehe heute bei meinen Enkelkindern, wie schön das auch ist: Meine Schwiegertochter ist zuhause, aber das wäre nie mein Lebenslauf gewesen; ganz klar, das war ein anderer. Und wenn ich heute meinen großen Sohn manchmal in so einer etwas rührigen Minute frage: „Na, Johannes? Du hättest doch sicher auch öfter mal lieber die Mama dabeigehabt!?“, dann sagt er: „Ach Mama, weißt du, vielleicht wäre ich besser in der Schule gewesen, aber ich wäre nie sozial so kompetent geworden.“ und schmunzelt dabei. Das antwortet der mir immer ... mit 53 Jahren immer noch.

Dann habe ich also, wie gesagt, viel in den Gremien, im Ministerium und auch bei der Stadt zur Sozialpsychiatrie zum Aufbau von Arbeitsplätzen für psychisch Kranke, PSAG und PSA, gearbeitet und ich bekam die Möglichkeit, in Wiesbaden eine Tagesklinik aufzubauen, wo ich auch sozusagen als Chefin für diese Tagesklinik vorgesehen war, auch vom Ministerium. Da sollten perspektivisch Betten hinkommen; das war eine hochpolitische Situation und das war sehr an mich gebunden, weil da auch im Ministerium großes Vertrauen in mich gesetzt wurde. Ich hatte das aufgebaut und schon meine Stellvertreterin eingestellt, die kam aus der Nähe, mitten im Umbau war alles schon klar.

Dann lernte ich meinen zweiten Mann kennen, der hier in Beuern Landarzt war. Schon nach kurzer Zeit merkte ich, die Idee, so einen Landarzt in die Stadt zu versetzen, wäre für uns beide nicht so glücklich. Dazu kam, dass er damals seit einiger Zeit getrennt lebte und selbst zwei Kinder hatte, die auch abwechselnd von den Eltern betreut wurden, sodass ich an dem Punkt eine Entscheidung treffen musste. Mein Mann ist niemand für eine Fernbeziehung, das war klar, der will jemanden um sich haben und eigentlich will ich das auch. Und dann habe ich gedacht: „Ach, das schaffst du auch wieder, das ist nochmal anders anzugehen.“ So habe ich mich entschlossen, die Stelle zu kündigen, was mein Chef mir sehr übelgenommen hat. Ich hatte es erst mal versucht, das eine Jahr mit Fahren zu verbinden. Ich hatte Sonderkonditionen die Arbeitszeit betreffend. Aber das ging alles nicht richtig mit Familie und Kind hier und noch zwei weiteren Kindern; das war keine gute Konstellation. Deshalb habe ich letztlich gekündigt und gesagt: „Du wolltest dich zwar nie selbstständig machen, aber probier es aus."

Ich glaube, das prägt auch mein Leben, dass ich immer in so einer Situation, in der eine Entscheidung ansteht, eigentlich ein Mensch bin, der immer sagt: „Plan war anders, Situation ist neu, probier es aus." Das ist also sicher eine Fähigkeit, die mir, glaube ich, meine Mutter mitgegeben hat, die irgendwie alles aus unmöglichen Situationen hinbekommen hat. Das ist natürlich eine unendlich gute Ausstattung fürs Leben. Das ist unbezahlbar; das ist mehr als jede Ausbildung, mehr als irgendetwas anderes, dass man das so mitnimmt ins Leben. So landete ich also hier in Beuern. Damals musste man noch so eine Praxisassistenzzeit und Vorbereitungskurse machen und ich habe mich 1990 hier niedergelassen. Im gleichen Jahr konnte ich dann endlich, nach vielen Wehen, meine Promotion abschließen und hatte '89 noch meine Facharztprüfung in Psychiatrie gemacht. Ich bin nicht so ein Prüfungstyp. So was hat mich immer sehr angestrengt, weil ich das natürlich sehr gut machen will und das hat mich in dieser ganzen Umbruchphase viel Kraft gekostet, zumal ich damals sehr schwer krank war. Ich hatte eine reaktivierte Tuberkulose, die hatte ich schon als Kind und dann später nochmals, wahrscheinlich stand die in Zusammenhang mit der Tätigkeit auf der Alkoholstation; das war zusätzlich eine sehr schwierige Situation. Ich fiel zwar drei oder vier Monate aus, aber irgendwie ging das. Ich habe das eigentlich in meiner Praxis immer so gemacht. Zwischendrin hatte ich noch eine Ausbildung gemacht in systemischer Familientherapie in Frankfurt und Heidelberg und eine Ausbildung zur systemischen Organisationsberatung; ich wollte immer auf mehreren Beinen stehen. Ich bin jemand, der schwer von etwas oder jemandem abhängig sein kann. So wie ich mein eigenes Geld brauche, brauche ich immer die Möglichkeit, mehrere Dinge zu tun. Da habe ich also diese Praxis begonnen und parallel Supervision im Non-Profit Bereich für das Diakonische Werk und das Rote Kreuz gemacht, für alles

Mögliche und ein bisschen auch Gutachten – so war mein Start. Ich finde immer Bereiche, wo irgendjemand gebraucht wird, wo man sich engagieren muss für andere Menschen. Das begleitet mein Leben.

1985, 1986 bin ich in die Berufspolitik rein geschlittert – ist vielleicht auch ein bisschen typisch für mich. Ich war noch in der Facharztausbildung und mir kam zu Ohren, dass in der Landesärztekammer beschlossen werden sollte, dass Ausbildung nur noch an voll zugelassenen Kliniken möglich ist. Das war etwas, wo ich gesagt habe: „Das kann gar nicht funktionieren, das geht nicht, denn dann können wir alle unsere Facharztausbildung nicht mehr machen, weil wir die kleinen Kliniken brauchen." – also: „Da gehe ich hin. Wenn die keine Ahnung haben, was sie beschließen, dann muss ich da hingehen und muss irgendwas sagen." Also bin ich zu der Versammlung gegangen und wusste gar nicht, dass man da nicht einfach als Arzt reden kann, und hab dem Präsidenten und einem Delegierten gesagt: „Also, was ihr hier vorhabt, ist einfach großer Mist. Das passt überhaupt nicht zu uns, wo wir in Weiterbildung sind." Die Delegierten waren damals in meinen Augen lauter alte Leute für mich, die waren alle über 50, 60. Da gab es überhaupt niemand Junges in dieser ganzen Delegiertenversammlung und ganz wenige Frauen. Mir fallen nur Frau H., Frau Prof. S. und damals noch eine andere Kollegin aus dem Hausarztbereich ein, damit hat es sich auch schon gehabt. Der Präsident war wirklich bereit, das war Herr Klotz damals, mich reden zu lassen; das war eigentlich gar nicht vorgesehen. Ich habe gesagt: „Das geht überhaupt nicht, was ihr beschließt, ihr blockiert uns alle in der Weiterbildung." So konnte ich erreichen, dass das viele einsahen und dieser Beschluss nicht gefasst wurde. Da habe ich gedacht: „Okay, hier kann man was bewegen. Da machst du auch mit." Durch meine Herkunft war für mich relativ klar, dass ich bei der „Liste demokratische Ärztinnen und Ärzte" mitarbeiten wollte, weil zum einen das für mich die einzige Liste war, die zum damaligen Zeitpunkt

Patienteninteressen überhaupt benannt und in den Vordergrund gestellt hat und ein Verständnis für Umweltthemen hatten. Die hatten sogar einen Umweltausschuss für Transparenz. Damals gab es wenig Transparenz in der Ärztekammer, für viele Themen, die für mich einfach notwendig waren. Was auch wichtig war, 1998 war es die erste und einzige Liste, die gesagt hat: „Wir sind die Liste demokratischer Ärztinnen und Ärzte"; das wurde nämlich damals total belächelt. Einmal hatten wir immer sowohl eine Frau und einen Mann auf der Liste; das war damals fast revolutionär; das gab es überhaupt nicht. Und es war klar, hier sind auch Ärztinnen vertreten und das haben wir auch in unseren Anträgen in vielen Dingen klar gemacht, dass die Interessen der Ärztinnen auch im Vordergrund stehen – von daher war das klar, dass das für mich so war.

Dann war ich im Beirat der Bezirksärztekammer hier in Gießen und vorher ein Jahr in Wiesbaden, weil ich ja Delegierte war. Ich habe mich vor allen Dingen erst mal um psychotherapeutische Psychiatrie, um Spätfolgen und alle möglichen Dinge gekümmert, die nah am Fach waren. Frauenthemen waren von Anfang an für mich klar. Wir haben immer wieder versucht, einen Antrag dazu einzubringen, das ist uns bis heute nicht gelungen. Ich habe jetzt gerade gedacht, den muss ich nochmal wieder einbringen, dass bei der Novellierung vom Heilberufsgesetz mal gefordert wird, dass bei der Wahl der Kammerversammlung in jeder Liste der Wahlvorschlag mindestens so viele Bewerberinnen wie auch Bewerber enthalten muss. Da haben damals alle Listen aufgejault und haben gesagt: „Das geht nicht, denn wir finden keine Frauen." Und meine Erfahrung ist: Wenn man nicht sucht, findet man auch nicht. Wenn das gesetzlich vorgegeben wäre, ein bisschen so wie mit der Quote, dann würde man jemanden finden. Man müsste dann halt gucken, entweder, dass das die Wahlordnung vorsieht, oder dass man das „leere Spur Prinzip" wie bei der Quote einführt, dann würden alle ganz schnell Frauen finden. Die einzige Ärztinnenliste, die es jetzt seit einiger Zeit gibt, ist nämlich eine Abspaltung vom Hausärzteverband, also eine Untergruppe. Damals hatte der Hausarztverband eigentlich aus wahltaktischen Gründen gesagt: „Wir wollen auch die Ärztinnen von allen Gruppen abgreifen; ist ein gutes Nebenprodukt und wir machen jetzt mal eine reine Ärztinnenliste." Dafür haben die aber jetzt auf ihrer Liste fast keine Ärztinnen mehr drauf, weil die natürlich alle da kandidieren. Das ist dann natürlich ein Nebeneffekt, den ich eigentlich nicht gutheiße. Ich bin der Meinung, der liebe Gott hat das schon richtig eingerichtet, dass es Frauen und Männer gibt und man bewegt nur was gemeinsam; eigentlich muss man sich in den Männerlisten durchsetzen und man sollte in seinen Listen gemeinsam darauf drängen, dass auch vorne Frauen stehen und nicht immer die obersten nur Männer sind; da wäre so ein Antrag für mich einfach unheimlich wichtig. Also habe ich gedacht, den bringe ich doch nochmal ein – mal gucken, wie es dann aussieht. (*lacht*)

Der Antrag ist vorbereitet, aber es gibt immer noch was zu tun. Ich habe mir immer Aufgaben gestellt. Es wurde jemand gesucht, der damals zu verschiedenen Themen mit der Gesundheitsministerin Andrea Fischer diskutierte. Ich habe gedacht: „Wie sollst du das auch noch machen?" Ich bin dann auf den Ärztetag gegangen und ich war überzeugt: „Du musst einmal da oben gestanden und was gesagt haben, um die Angst zu verlieren, nicht einfach nur hingehen; mindestens ein Mal." Wenn man das einmal gemacht hat, dann wird es einfacher. Damals war Frau H. oben mit im Präsidium, die mich sehr unterstützt hat. Sie sagte: „Sie gehen jetzt hoch und das schaffen Sie!" Das waren für mich so viele Beispiele, wo mich Kolleginnen von ganz anderen Fraktionen und wir uns auch gegenseitig unterstützt haben.

Dann fragte mich der Herr Held: „Würden Sie Fortbildungsbeauftragte machen?", weil ich natürlich auch vorher gemeckert habe: „Hier gibt es so viel Fortbildungen für Hausärzte, aber die Psychiatrie und Psychosomatik, die so wichtig ist für die Hausärzte, ist hier in der Fortbildung überhaupt nicht vertreten;

da müssen wir was machen." Wie immer, wenn man sagt, man muss was verändern, kommt dann ganz schnell jemand und sagt: „Wer macht das?" Dann muss man es auch tun und so bin ich 1993 Fortbildungsbeauftragte der Bezirksärztekammer Gießen geworden. Diese Fortbildung nochmal zu verändern und aufzubauen, hat mir auch unheimlich viel Spaß gemacht und ich habe es später nochmals von 2004 bis 2006 gemacht, als ich schon Kammervorsitzende war; später hat das Herr Prof. Hoerster fortgeführt. Leider sind die Psychofächer wieder so ein bisschen eingeschlafen; da bin ich gerade dabei, weil ich wirklich glaube, dass es für die Allgemeinmedizin ganz wichtig ist, die Psychosomatik einzubeziehen.

1993 beim Ärztetag in Dresden sagte Dr. Held: „Also, ich bin alt, ich möchte den Bezirksärztekammervorsitz abgeben. Mein Stellvertreter, der Herr Dr. Berliner, will es nicht machen. Würden Sie kandidieren?" Da habe ich mir gedacht: „Kann ich das nebenbei machen?" Wir hatten ja drei Kinder, mein Mann zwei und ich eins, aber ich habe geantwortet: „Okay, ja, wer nichts wagt, der nicht gewinnt." Und dann habe ich das gemacht, eine Frau, und dann noch von der Liste demokratischer Ärzte, denn wir waren eine oppositionelle Liste; das war damals fast revolutionär. Das kann man sich heute nicht mehr vorstellen. So viele Frauen, so viele Psychofächer, also Themen, mit denen die Ärzte überhaupt nichts zu tun haben wollten, genauso wie mit diesen ganzen Patientenselbsthilfegruppen, Umwelt-, Lärmschutz usw. das waren damals eher Themen, die abgelehnt wurden. Heute ist das ein bisschen so wie mit den Themen, die die Grünen damals eingebracht haben. Die hat heute auch jede Partei. Also, es bewegt sich was für alle, auch durch so was. Und dann habe ich gedacht: „Naja gut, kandidieren kannst du ja, entweder wählen sie dich oder wählen sie dich nicht."

Dann bin ich 1996 als erste Frau in Hessen zur Bezirksärztekammervorsitzenden gewählt worden; es gab noch nie eine weibliche Bezirksärztekammervorsitzende; das war natürlich auch schon ein bisschen revolutionär. Deshalb kamen dann auch verschiedene Zeitungen und haben gefragt: Wie ist das? Das ging schon so los, dass ich den damaligen Geschäftsführer ansprach und sagte: „Na ja, auf dem Papier steht 'Der Vorsitzende'; das kann ich nicht benutzen. Ich hätte gerne Papier mit 'die Vorsitzende'." Da sagte der: „Der Vorsitzende ist der Oberbegriff für die und der Vorsitzende." Da habe ich gesagt: „Das können Sie erzählen, wem Sie wollen, ich bin hier unter Beobachtung als erste Vorsitzende. Ich werde den Teufel tun, wenn das jetzt zu teuer ist, diese hundert Restblätter noch einzustampfen, dann streiche ich jedes Blatt einzeln durch und schreibe drauf 'die Vorsitzende'." Auf den Einwand: „Wie sieht das denn aus?", entgegnete ich: „Ja, es sieht unmöglich aus, aber Sie haben die Wahl. Entweder Sie geben mir neues Briefpapier mit 'die Vorsitzende' oder ich streiche das auf jedem einzelnen Blatt durch und schreibe drüber 'die' statt 'der'." Da fällt mir ein, vorher war ich noch im Beirat für die hessischen Ärztinnen, von 1992–1996. In diesem Beirat der Landesärztekammer waren alle unterrepräsentierten Gruppen. Dazu gehörten irgendwelche Sanitätsoffiziere, ich glaube, der öffentliche Gesundheitsdienst und die Ärztinnen. Darin hatten sie eine Stimme, weil sie ansonsten ja unterrepräsentiert waren. Der ist inzwischen aufgelöst worden, was auch richtig ist, weil alle eine Repräsentanz in den normalen Gremien finden und nicht solchen Nischen zugewiesen werden sollen.

In der Bezirksärztekammer hatte ich spannende Aufgaben. Dabei habe ich meinen Schwerpunkt in Patientenbeschwerden und in Schlichtungen zwischen Kolleginnen und Kollegen gesehen. Sie haben mich aber auch zu öffentlichen Auftritten geführt: Beim Bürgermeister, beim Regierungspräsidium, überall habe ich mich vorgestellt, weil ich dachte: „Die Kontakte brauchst du, die musst du jetzt nutzen für die Kolleginnen und Kollegen." Dabei habe ich mich in Themen eingemischt; das hat nicht immer alle Kollegen gefreut. Manche haben auch gesagt: „Da hätte man eine andere Meinung." Ich entgegnete: "Ja, jeder kann seine Meinung dazu äußern, auch ich." Das war also relativ viel Öffentlichkeitsarbeit und es gab Themen, die einfach spannend waren und mich interessiert haben. Ich habe erst mal mit diesem Job eine Aufwandsentschädigung gekriegt. Bevor ich das begann, habe ich auch eine Familienkonferenz gemacht und gesagt: „Wenn ich das mache, dann muss ich zwei halbe Tage wegen der Familie und der Praxis abziehen." Wir mussten die Situation in der Familie ändern und wir stellten mit der Aufwandsentschädigung eine Haushaltshilfe ein: Die Kinder mussten sich daran gewöhnen, dass nicht mehr ich weiß, ob die Jeans sauber ist, sondern jemand anderes. Zum gleichen Zeitpunkt hat die Kollegin mittwochs die Praxis und mein Mann hat Hausbesuche gemacht und den Großeinkauf und solche Sachen übernommen. Diese Position hatte also einen Einfluss auf die Familie. In dem Fall ist es mir gar nicht so leicht gefallen, meinen Haushalt abzugeben. Schon, vorher hatte ich mal eine Putzfrau, aber meinen ganzen Haushalt jemand anderem zu übergeben? Das ist mir schon schwer gefallen, aber ich habe gesagt: „Wer A sagt..., das geht nicht mehr on top." Die qualifizierte Zeit mit den Kindern ist viel wichtiger. Wir haben uns dabei abgewechselt, auch mit den Nachmittagssprechstunden, sodass immer jemand nachmittags bei den Kindern war; das haben wir auch beibehalten. Immer, wenn eine Aufwandsentschädigung dazu kam, haben wir uns was an Entlastung dazugekauft; zum Beispiel jemand, der im Garten was macht. Jetzt, wo die Aufwandsentschädigung als Vorsitzende des Versorgungswerks größer ist als die beim Präsidenten, da nehmen wir den Teil als Spenden, den wir selbst nicht brauchen und der nicht für meinen Entlastungsassistenten in die Praxis fließt. Ich wollte mich nie von irgendeiner berufsständigen Aufwandsentschädigung abhängig machen und hinterher irgendwie faule Kompromisse eingehen müssen, weil ich jetzt vielleicht finanziell daran hänge, was manchmal Kollegen durchaus tun, sondern ich bin Ärztin und lebe von meiner Praxis. Der Rest muss Erleichterung bringen, muss dazugekauft werden und was wir sonst nicht hätten, wird gespendet, einfach, um nicht in so eine Abhängigkeit zu geraten. So musste ich nicht „Ja und Amen" sagen, sondern: „Das geht jetzt gar nicht mehr!" Nicht, dass ich nicht schwierige Phasen hatte und Kompromisse schließen musste, das muss immer sein. Sie können ja nicht mit dem Kopf durch die Wand, aber ich kann nicht anders. Mein Mann sagt immer: „Du hast einen Autonomie-Tick." Also, den habe ich da wirklich! Das gibt einem aber auch die Kraft zu sagen: „Leute, ich muss das hier nicht machen! Ich kann auch anders, ich habe noch andere Themen."

Ich war in der Zeit bis 2006 auch noch Mitglied im Psychiatrie-Beirat der psychosozialen Arbeitsgemeinschaft vom Landkreis Gießen; und dann entstand 1995 in der Delegiertenkonferenz eine Situation, in der ein Kollege mitten in der Legislatur aus dem Aufsichtsrat des Versorgungswerks ausschied und nachgewählt wurde. Da wurden natürlich auch zwei Kollegen vorgeschlagen, von denen einer noch Betriebswirtschaft studiert hatte. Da habe ich gesagt: „Hallo, in diesem Aufsichtsrat ist noch nie eine Frau gewesen. Da geht's um unsere Renten, da geht's um so was wie Kinderbetreuung und Kindererziehungszeiten, ich kandidiere da jetzt." Alle haben gesagt: „Du hast da überhaupt keine Chance." Und ich: „Das wollen wir erst mal sehen! Dann bin ich halt nicht gewählt. Das klappt ja auch nicht immer im ersten Anlauf." Also habe ich kandidiert und gesagt: „Ja, was prädestiniert Sie denn? Weshalb können Sie das machen?" In meiner Antrittsrede habe ich ganz klein gesagt: „Also, ich bin eine klasse Managerin, ich schaffe es seit vielen, vielen Jahren, Kinder, einen Haushalt, eine Praxis und die Berufspolitik miteinander zu vereinbaren – das sind absolute Managementqualitäten und zum anderen lese ich sehr gerne Bilanzen." Das ist für mich wie bei anderen, die Krimis lesen. Ich lese auch Haushalte von Kommunen, weil ich wissen wollte, was sich da alles drin versteckt und was die da so machen, ich kann das, ich mag Zahlen, ich komme aus einem Geschäftshaushalt, da waren alle selbstständig, da musste ich von klein auf an der Kasse stehen, also, überhaupt kein Problem. Frau H. musste einen aus Ihrer Gruppe vorstellen, der kandidiert. „Das tut mir jetzt so leid, aber ich muss den vorschlagen!“ sagte die Fraktionsvorsitzende, was ich natürlich auch toll fand. Zu aller, vor allem auch zu meiner eigenen Überraschung wurde ich in diesen Aufsichtsrat gewählt. Das war so das einzige Mal, wo ich das mit meinem Mann nicht so gut abgesprochen hatte; der war nicht so begeistert. Gut, ich war dann also im Aufsichtsrat. Wenn ich etwas mache, mache ich es ja immer von Grund auf und hab mich wirklich in alle Themen ganz schnell eingearbeitet. Habe mit Hilfe meiner Statistikbücher aus dem Studium das versicherungsmathematische Gutachten nachvollzogen – da hängen viele Nächte dran. Da muss man schon auch was zeigen, wenn man so was macht; das war mein Anspruch, wenn ich wo die erste Frau bin: „Wir machen das mindestens genauso gut wie die Männer.“

Ich war eher enttäuscht, dass manche Kollegen einfach so Posten annehmen und sie gar nicht materiell besetzen. Das ist, glaube ich, ein Problem von uns Frauen, dass wir viel zu viel wollen und gar nicht sehen: Die Männer, die machen das manchmal so larifari, die sind da viel lockerer. Die gehen unvorbereitet zu Sitzungen und wissen nicht richtig Bescheid; die haben da weniger Skrupel. Wir Frauen wollen das immer gut machen, was ich auch wichtig finde. Also da können sich die Männer sicherlich noch eine Scheibe von uns Frauen abschneiden. Das habe ich übrigens sehr früh in der Berufspolitik gelernt, dass, wenn man seinen Job gut macht, für den man gewählt ist – ich war Bezirksärztekammervorsitzende – sofort alle fragten: „Was will die denn werden, dass die ihren Job so gut macht?“ Im Denken von vielen Männern macht man nicht einen guten Job, weil man dafür gewählt ist, sondern weil man eigentlich mehr und was anderes will. Und ich habe dann gesagt: „Das ist ja eine irre Denke. Wenn das so ist, dann machst du das so.“ (*lacht*) Am Anfang habe ich das gar nicht kapiert, weil ich immer dachte: „Ja, wenn hier irgendwo ein Job passt, dann mache ich den. Dafür bin ich doch da." Das war aber bei mir nie so, dass man einen guten Job macht, oder besonders gut, nur, weil man noch zu Höherem will. „Das ist ja ein irres System. (*lacht*) Dann ist es halt so."

Deshalb ist es manchmal gut, sich in die Denke und die Netzwerke von Männern zu versetzen und sich das auch zunutze zu machen, wenn das hier so die Spielregeln sind (*lacht*). Ich habe dann relativ schnell gemerkt, dass das doch wirklich viel ist mit diesen damals noch kleinen Kindern, die beiden Kinder von meinem Mann sind beides Adoptivkinder; die hatten auch ihre spezifischen Schwierigkeiten mit der Situation – auch mein Sohn, sodass wir einfach oft mehr Familienarbeit leisten mussten und das hat schon viel Kraft gekostet.

Aber mich hat das so „gejuckt", da 1998 der ehemalige Vorsitzende des Aufsichtsrats nicht mehr für diese Position kandidierte und ausschied. Der war auch Bezirksärztekammervorsitzender und Aufsichtsratsvorsitzender in Wiesbaden und ich war gut in den Themen eingearbeitet. Also das hört sich jetzt blöd an, aber ich habe gemerkt, was ich kann: „Ich habe ganz viele Ideen, was hier gemacht werden muss, ich habe inhaltliche Vorstellungen, was man verändern könne, ich kandidiere als Vorsitzende." Ich habe in der damaligen Situation wirklich eine Kampfkandidatur gemacht und bin mit einer Stimme mehr als der Kollege, der auch schon länger drin war, gewählt worden. Das hat mir an dem Punkt auch viel Ärger eingebracht, weil der eigentlich schon so ein bisschen gesetzt war, auch von den Gruppen. Aber ich hatte einfach das Gefühl, ich bin besser in der Position und ich habe mehr Visionen. Ich will es nicht einfach so weiterlaufen lassen, sondern ich will was verändern. Und dafür musst du jetzt antreten; gut, dann muss man sich manchmal Ärger einhandeln.

Das war sehr schwer danach, weil ich wirklich erst mal von dieser Gruppe, die unterlegen war, sehr vorgeführt wurde an vielen Stellen, wo immer sich eine Möglichkeit ergab. Das ging über eine ganze Zeit, aber da musste ich durch und das konnte mir klar sein. Ich habe den Bezirksärztekammervorsitz aufgegeben, weil ich gesagt habe, beides zusammen – der Kollege hat es zwar jahrelang geschafft – ich schaffe es nicht. Das ist zwar beides wichtig, aber ich wollte auch nicht auf irgendeiner Position unter Qualität arbeiten, nein, dann lieber das weitergeben; das habe ich gemacht.

In diesem Versorgungswerk ergab sich als allererstes, was mir am Herzen lag: Damals konnte man mit 60 in vorgezogene Altersrente gehen, durfte aber daneben dann nicht mehr arbeiten, aber das machte gar keinen Sinn, weil jeder seine individuellen Abschläge hatte; das war versicherungsmathematisch völlig unlogisch. Das war so eine meiner ersten Aktionen: „Wir wollen den Kollegen auch mehr Freiheitsgrade geben." Und das haben wir also durchgeboxt, da war ich schon maßgeblich dran, dass die Kolleginnen und Kollegen mit 60 in vorgezogene Altersrente gehen konnten, zwar mit erheblichen Abschlägen, aber daneben arbeiten können, ohne dass das in irgendeiner Form angerechnet wurde.

Dann war natürlich mein Thema immer Frauen: Wie bringe ich die Themen des Versorgungswerks den Frauen nahe? Ich bin überall herumgereist und habe gesagt: „Das sind Themen, um die müsst ihr euch kümmern. Da geht's um eure Rente, da geht's um euer Alter." Frauen sind im Alter sehr schlecht abgesichert durch diese zerstückelten Biographien. „Ihr müsst euch da drum kümmern!" Und ich habe wirklich überall Vorträge gehalten: Im Ärztinnenbund und bundesweit. Es gab damals auch sonst niemanden; zwei Frauen noch, die im Vorstand waren, aber es gab keine Vorsitzende. Da bin ich wirklich viel unterwegs gewesen: Kinderbetreuungszeiten, Kindererziehungszeiten, dass sich da was bewegt: Ich muss mich selbst um meine Rente kümmern. Bitte frag nach, kümmere dich: Was passiert, wenn ich aussetze? Was passiert, wenn mein Mann eine Lebensversicherung hat und ich meine Rente reduziere. Völlig blödsinnig? Das bringt überhaupt nichts für die Familie, ist eine Milchmädchenrechnung.

Kümmert euch drum. Sprecht mich an, sprecht sonst wen an, aber nicht immer erst fünf Minuten vor der Rente, dann ist das nämlich zu spät, dann kann man nichts mehr verändern. Das war immer mein Standardargument, die Jungen müssen sich darum kümmern und da wollte ich auch immer Ansprechpartnerin sein. Da haben wir bei uns im Versorgungswerk den Service deutlich verbessert, sodass da eine Beratung stattfindet. Wegen der Kinderbetreuungszeiten war auch Frau Dr. S., die später Präsidentin war, sehr aktiv. Wir waren dann eine Zeit lang in Hessen und bundesweit als „Drei-Mädel-Staat" bekannt: Frau Dr. S. war Präsidentin, Frau Dr. B. KV-Vorsitzende und ich Vorsitzende vom Versorgungswerk, also die drei Spitzenpositionen in Hessen waren mit Frauen besetzt; das gab es sonst nirgendwo. Das war zwar nur eine kurze Zeit, aber wir fanden es immer ganz lustig.

Diese Kinderbetreuungszeiten konnten wir nach Mühen durchsetzen. Das heißt auch, dass Frauen, die während einer Reduktion der Arbeitszeit berufsunfähig wurden, so gestellt wurden wie vorher; aber diese Kindererziehungszeiten haben dann eine ganz andere Wendung genommen. Dafür habe ich mich auch bundesweit sehr engagiert, dass da was passieren muss, auch gegenüber der gesamten Rentenversicherung. Wir haben zunehmend die Position eingenommen, dass Erziehung ja eine gesamtgesellschaftliche Aufgabe ist. Und Kinder von Ärzten werden ja nicht automatisch wieder Ärzte und schon gar nicht in Hessen, also nicht im Versorgungswerk. Das ist anders als in der deutschen Rentenversicherung, wo angeblich die meisten Kinder von Mitgliedern auch wieder da tätig werden, wo es die Eltern waren. Wir konnten wirklich sehr zäh und mühsam durchsetzen, dass die Zeiten in der deutschen Rentenversicherung angerechnet werden, auch für berufsständisch Versorgte – das war ein Riesendurchbruch; darauf bin ich auch wirklich richtig stolz; das ist zähes Ringen von vielen Frauen. Natürlich braucht man Unterstützung von Männern, aber man muss sie sich holen. Das sind nicht nur die Frauen, die das abstimmen und durchsetzen, aber man muss sich diese Unterstützung zäh holen und bei solchen Themen fällt man neun oder zehn Mal durch, aber man muss dranbleiben, damit es das zehnte oder elfte Mal klappt. Sie dürfen nie sagen: „Jetzt habe ich es zehn Mal vorgetragen, kein Mensch will es, jetzt höre ich auf." Sie müssen immer wieder diese Themen deutlich machen: Das ist auch Männerthema, das ist ein Familienthema. Also Sie müssen das immer wieder neu aufbereiten, bis Sie genug Verbündete unter allen Geschlechtern finden und Sie brauchen Ausdauer; das ist ein Marathonlauf und nicht irgendein Sprint. Da muss man einfach dranbleiben und diese Zähigkeit haben und muss auch Niederlagen einstecken können, die teilweise mit persönlichen Kränkungen verbunden sind.

Als ich das erste Mal als Vorsitzende des Versorgungswerks im Beirat der APO-Bank in die Vertreterversammlung gegangen bin, ging der damalige Vorstandsvorsitzende glatt an mir vorbei und gab meinem Mann die Hand, weil der sich gar nicht vorstellen konnte, dass da eine Frau jetzt plötzlich drin ist. Der kannte keinen von uns beiden, aber er ging erst mal auf meinen Mann zu. Ihm ging es in diesen ganzen Programmen für die Begleitung genauso, die hießen damals „Damenprogramme"; er ist immer der einzige Mann gewesen; er kennt die Familiengeschichten von den ganzen Frauen besser als ich. Die sind immer ganz enttäuscht, wenn mein Mann nicht dabei ist. Inzwischen heißt es „Rahmenprogramm" – da hat sich auch was getan – manchmal ist auch noch ein zweiter Mann dabei. Aber auch das muss der Partner aushalten. Das ist schon ein bisschen öffentliches Leben, sie müssen immer eine gewisse Repräsentanz haben und da gehört der Partner immer auch dazu. Der muss das aushalten können, als einziger Mann glücklich unter lauter Frauen zu sein. Mein Mann kann das genießen – wunderschön – von daher passt das.

Ja, es ist schon so ein Engagement, das die ganze Familie betrifft. Wenn ich in so einem Gremium sitze, wie in der Apotheker- und Ärztebank, habe ich auch immer die Bilanz gelesen und was dazu gesagt. Inzwischen kommen hunderte von Leuten am Anfang auf mich zu und sagen: „Wie lange reden Sie denn heute, damit wir schon wissen, wie lange die Versammlung dauert?" Es kommen aber auch andere Frauen und sagen: „Toll! Wir wollten Ihnen mal Danke sagen, dass Sie da immer inhaltlich wirklich auch was beitragen und uns da deutlich machen, Frauen können das."

Dann musste ich eigentlich nur noch in diesen bundesweiten Vorstand kommen, in die Arbeitsgemeinschaft berufsständischer Versorgungswerke. Da sind bundesweit 87 berufsständische Versorgungswerke drin und das ist letztlich wie die Bundesärztekammer für die Landesärztekammern die Interessensvertretung in Brüssel und in Berlin; ist natürlich auch Lobbyarbeit. Da wurde ich durch Frauen unterstützt: Damals hat mich Frau B. sehr unterstützt, aber auch zwei andere Frauen, die damals in anderen Vorständen waren, als ich 2000 das erste Mal angetreten bin, um in diesen ABV-Vorstand gewählt zu werden. Es wurde wirklich im Anschluss gesagt: „Wenn da jetzt eine Frau drin ist, kann man nicht mehr offen reden." Da habe ich immer geantwortet: „Was reden die da?" Auch anfangs, wenn ich beim Essen als einzige Finanzexpertin dabei war, es sind nun mal wenig Frauen. Kann man jetzt auch Witze machen? Die Männer müssen sich erst einmal daran gewöhnen, dass Frauen in solchen Gremien nicht das Ende der Welt sind, dass die nicht alle lustfeindlich sind oder ihnen ihre schönen Abende verderben (*lacht*), und da habe ich zu dem damaligen Vorsitzenden gesagt: „Schade eigentlich, wenn so ein Verband zum Jahrtausendwechsel noch nicht in der Lage ist, in so einem 30-, 40-köpfigen Vorstand auch mal eine Frau zu vertragen. Aber Sie können sicher sein, ich trete wieder an und Sie haben nochmal die Chance mich zu wählen, denn ansonsten ist das ja langsam peinlich. Wie wollen Sie Versorgungswerke bundesweit vertreten, wo bei den Tierärzten und bei den Apothekern überwiegend Frauen sind, wenn überhaupt keine Frau dabei ist? Geht nicht. Es ist einfach nicht mehr State of the Art." Und dann habe ich 2004 wieder kandidiert und bin rein gewählt worden. Inzwischen bin ich seit 2011/12 eine von zwei stellvertretenden Vorstandsvorsitzenden. Es gibt einen Vorstandsvorsitzenden und zwei Stellvertreter und da bin ich eine davon; das heißt es gibt natürlich auch eine gewisse Reisetätigkeit für dieses Versorgungswerk; meine Praxis ist dabei deutlich reduziert. Ich habe zwar eine Entlastungsassistentin, aber die macht Psychotherapien. Ich würde gerne einen Teil der Praxis abgeben, etwa die Hälfte; man findet kaum jemanden für Psychiatrie; also es ist dann immer auch so ein Spagat: Ich möchte gern mehr Patienten versorgen, aber das geht nicht. Ich bin drei volle Tage in der Woche weg, ich reise fast jede Woche irgendwo hin, bin jedes zweite Wochenende unterwegs. Jetzt habe ich vier Enkel, zwei sind sehr nah und die sind jedes Wochenende hier, wenn ich da bin. Und einmal die Woche habe ich das so organisiert, dass mittags um zwölf Uhr der Löffel fällt und ich ein Kind im Kindergarten abhole und es wieder nachhause bringe. Später hole ich das andere um drei in der Schule ab und um viertel nach fünf fängt meine Sprechstunde wieder an. Die ist nach abends später verschoben, um so diesen Kontakt mit den Enkelkindern zu halten.

Wir waren mal zusammen im Urlaub; aber privat? Hobbys? Könnte ich jetzt wenig sagen; unsere Freunde würden sagen: „Wir sehen uns überhaupt nicht mehr." Das muss jetzt zurückstehen, denn die Enkelkinder kann ich in fünf Jahren nicht nachholen. Und man schaut, dass man nicht in einen Burnout schlittert, ich kenne schon meine Grenzen. Mein Mann ist macht mit 67 auch noch seine Praxis. Dieses Jahr verbringen wir wieder drei Wochen Urlaub in Asien, wo ich eine Ayurveda-Kur mache; das ist meine Überlebenstechnik. Alle zwei Jahre machen wir drei Wochen Urlaub in Südafrika, weil wir da in ganz vielen Projekten privat engagiert sind. Wir haben südafrikanische

Patenkinder und einen Verein, mit dem wir dort viele Projekte unterstützen. Und das ist was für mein Herz, dass ich einfach von diesem unendlichen Reichtum, den wir haben, von diesen Möglichkeiten, die ich in diesem Land hatte, als Frau, als Mensch mit zweitem Bildungsweg, davon einfach was weiter geben kann an Menschen, für die nichts davon selbstverständlich ist – und die kenne; das hat für mich eine unheimlich hohe Bedeutung. Ich spende sonst auch viel, aber die haben Namen; die sehe ich, da sehe ich diese Aids-Waisen, wenn ich denen die Bälle bringe und sehe ihre Entwicklung; da ist von meinem Geld vom 60. Geburtstag ein Schulraum gebaut worden; und ja, das ist so unser Leben.

Gerne würde ich noch ein paar Dinge sagen, die ich meinen Kolleginnen empfehlen möchte. Wichtig ist, immer darauf zu achten, dass es keinen richtigen oder falschen Weg gibt: Zum Beispiel bei der Frage, ist es richtig bei den Kindern zu bleiben? Man muss dazu stehen können, man muss wirklich sagen: „Das ist mein Ding!“

Man muss es auch in der Partnerschaft sagen. Es gibt ja viele alleinerziehende Frauen, die wieder ganz andere Situationen haben. Es geht aber nicht, dass man sagt, wenn ich die Kinder weggebe, haben die eine schlechtere Perspektive. Es kommt immer auf die Qualität der Beziehung an. Und ich muss natürlich wissen, wenn ich von fünf bis acht arbeite, kann ich nicht von sechs bis acht mit den Kindern sein. Man muss immer seine eigenen Oasen haben. Ich bin teilweise morgens um fünf aufgestanden, um eine Stunde für mich zu haben. Da hab ich mir eine Gesichtsmaske gemacht und habe mir gesagt: „Du hattest heute schon was ganz Tolles. Das wird dich durch den ganzen Tag tragen.“

Und den Mann immer wieder und auch Kolleginnen zu fragen. Deshalb finde ich auch Netzwerke, wie zum Beispiel den Ärztinnenbund, so unendlich wichtig; da hat mich damals Frau Prof. S. an Bord geholt. Der ist mir unendlich wichtig, auch wenn ich nicht so aktiv sein kann, wie ich es jetzt vielleicht gerne wäre; da sind Ansprechpartnerinnen. Ich stelle mir manchmal vor, wir müssten eigentlich zusätzlich so eine Art „Who's who" entwickeln, so ein Buch oder eine Datei, wo man sagen kann: Da ist eine Frau, die kennt sich mit dem Thema aus. Immer gerne, wenn ich eine Frage habe zu den Versorgungswerken. Wenn mich eine Kollegin anmailt: „Ich hätte da gern mal eine Beratung" oder „Ich möchte gerne mal in so einem Gremium aktiv werden. Was würden Sie mir denn da raten?" „Kennen Sie da jemanden?" Notwendig ist, dass die Frauen so was viel aktiver nutzen und sich einfach was zutrauen und zumuten, wie ich immer meinen Patienten sage. Das ist bei allen Menschen so, auch bei uns Frauen: Wer sich nichts zumutet, traut sich nichts zu. Und wer sich was zutraut, muss sich auch was zumuten. Für mich hängt das ganz eng zusammen. Das ist bei Kindern auch so: wenn man denen nicht zumutet, dass sie auch irgendwie was alleine können oder was hinkriegen, traut man ihnen auch nichts zu. Also ohne die Kolleginnen, vor allen Dingen, auch Kollegen, die mich unterstützt haben, geht's nicht.

Frau Dr. Christine L.

Ich begann mein Studium mit einem Semester Biologie 1970/71. Ich wählte das Fach deshalb, weil ich meinen Biologielehrer sehr bewunderte. Es handelte sich um einen promovierten Biologen, der eine Dissertation zum Thema Sperlinge verfasst hatte und den Unterricht mit Geschichten aus dem Verhalten der Vögel, die er Zuhause aufzog, auflockerte. Er berichtete zum Beispiel, dass die Spatzen versuchten, auf dem schwarz lackierten Klavier zu baden, weil sie die spiegelnde Oberfläche für eine Wasserpfütze hielten.

Ein weiterer Grund bestand darin, dass zu dieser Zeit die Molekularbiologie ihren großen Aufschwung nahm. Die Entdeckung der DNA von Watson und Crick 1953 war faszinierend und eröffnete neue Forschungsmöglichkeiten.

Vor allem war faszinierend, dass die beiden Wissenschaftler die Molekularstruktur nicht über biochemische Versuche ableiteten, sondern von der versuchsweisen räumlichen Anordnung der vier Bausteine der Helix (Nukleotide) in Form eines Draht- und Pappgestells vorhersagten. Der biochemische Nachweis der Konstruktion gelang später und bildete die Grundlage dafür, dass die Entschlüsselung von Genomen, unter anderem des menschlichen Genoms, möglich wurde.

Schwierigkeiten machte mir im Biologiestudium die enorme Anzahl der Spezies in Flora und Fauna. Auf die Bemerkung eines Freundes hin, warum ich nicht Medizin studiere, begann ich mich ernsthaft mit diesem Vorschlag auseinanderzusetzen. In unserer Familie gab es weder Mediziner noch sonstige Akademiker. Die Kombination des humanen Aspekts mit dem wissenschaftlichen fand ich allerdings faszinierend und wechselte nach einem Semester in die Vorklinik. Was ich damals noch nicht wissen konnte, war die Tatsache, dass ein großer Teil der Medizin au Empirie besteht.

Ich absolvierte Vorphysikum und Physikum und bekam im Rahmen des neu eingerichteten: UKLIF (Untersuchungskurs für klinische Fächer) den ersten Patienten zu sehen. Nun begann endlich, endlich das klinische Studium.

Ich besuchte in der Vorklinik relativ viele Vorlesungen. Aber die Neuroanatomie von Professor Starck begann mir um 8 Uhr einfach zu früh, daher habe ich in Fragen der Hirnstruktur meine Lücken. Die Entwicklungsphysiologie aber war bei ihm einfach toll. Er hatte ein Magen- und Darmdrehungsmodell aus einem Gartenschlauch mit Kurbel selbst gebaut und war einer der wenigen didaktisch fähigen Professoren.

Vielleicht noch als atmosphärische Anmerkung: Zu dieser Zeit saßen viele strickende Studentinnen und gelegentlich auch Studenten in den Vorlesungen; es wurde gegessen, getrunken und geschwätzt. Starck war der Einzige, der dies nicht duldete und auch schon mal den Hörsaal verließ. Dieses Verhalten nannte man damals „autoritär". Heutzutage habe ich mir sagen lassen, würden viele Hunde in die Vorlesungen mitgebracht. Die ubiquitäre Verbreitung von Laptops muss sicher nicht extra erwähnt werden.

Eine beliebte Lernhilfe in der Vorklinik waren die „Sckells", Repetitorien, die wie Raubdrucke aussahen und den Lernstoff sehr komprimiert, und wenn man ihn nicht verstand, zum Auswendiglernen aufbereitet hatten. Ich besitze sie heute noch und erinnere mich gerne daran. Sie sind vergleichbar mit „Dummies" für Mediziner, jedenfalls aus Sicht der Chemie- und Physikstudenten.

Ich kann mich in Bezug auf meine Lehrer nur noch an die Professoren M. und B. erinnern; letzterer war für seine kurzen hämatologischen Doktorarbeiten bekannt. Wir hatten auf Grund der großen Anzahl von Studenten wenig bis gar keinen Kontakt zu den Professoren und erlernten die Praxis von den Stationsärzten, die unterschiedlich fähig und motiviert waren.

Am besten konnten diejenigen Ärzte unterrichten, die ein wenig USA-Erfahrung hatten. Wenn wir Studenten auch über das „HBA"-Syndrom (have been in America) witzelten, so genossen wir doch den didaktisch ausgezeichneten Unterricht und die Wertschätzung, die uns entgegengebracht wurde. Es herrscht eben eine andere Unterrichtskultur in den USA.

Ich erinnere mich noch genau an eine internistische Runde, in der jeder Beitrag gewürdigt wurde und man Lust hatte, sich einzubringen und freiwillig gut vorzubereiten.

Obwohl der Unterricht am Krankenbett (bed-side-teaching) gerade neu eingeführt worden war, empfand ich diesen als langweilig und inspirationslos.

In der Gynäkologie gab es damals noch das „Storchennest". Man wurde für eine Woche in der Frauenklinik kaserniert, um eine Geburt wenigstens einmal gesehen zu haben. Ich erinnere mich, dass fünf Tage lang keine Geburt anstand und wir Studenten enttäuscht abends ausgingen, spät zurückkamen und am nächsten Morgen zum Trost als 2. Assistent für Operationen eingeteilt wurden – ohne jegliche OP-Erfahrung. Meine Assistenz bei einer Tubenligatur endete blamabel: Ich fiel um. Ich war die Hitze und den die Atmung behindernden Mundschutz nicht gewöhnt.

Zu dieser Zeit wohnte ich mit vielen Kommilitonen im Martin-Luther-King-Haus in Frankfurt-Schwanheim; es lag nahe zum Uniklinikum am Theodor-Stern-Kai. Dieses Wohnheim bewohnten zu 50 % ausländische Studenten: Araber, Vietnamesen, Amerikaner, Iraner und Ghanaer, die uns das Kochen beibrachten.

Ich lebte gerne dort. Wir besaßen kleine, 12 qm Zimmer, aber große Aufenthaltsräume und haben uns zu Lerngruppen zusammengefunden. Unsere Gruppe wurde als „Terrorgruppe" bezeichnet, weil wir die Küche zu festgesetzten Zeiten beanspruchten, unseren Lernpausen. Aus dieser Terrorgruppe entwickelte sich später eine langjährige Wohngemeinschaft im

Frankfurter Westend, die wir erst gründeten, nachdem wir im Beruf Fuß gefasst hatten.

Die Prüfungen näherten sich: Die pharmakologische Prüfung 1976 war die Einzige, die damals nach dem Multiple-Choice-Verfahren abgewickelt wurde. Alle anderen Gebiete wurden im 3–6 Wochen Rhythmus geprüft, sodass man das jeweils geforderte Fach im Schnelldurchgang wiederholte. Natürlich existierten in den Fachschaften Listen mit den Fragen zurückliegender Examensprüfungen.

Neben den Kenntnissen prüften die Professoren und deren Vertreter natürlich auch das Verhalten in Prüfungssituationen, d. h. ob man die Dinge, die man nicht wusste, ableiten und das erworbene Wissen in größere Zusammenhänge einbetten konnte. Examensprüfungen fanden auch am Patienten statt, wobei diese manchmal so freundlich waren, ihre Diagnosen zu verraten. Den Prüfern lag ohnehin mehr an der Entwicklung der Diagnosen als an der Diagnose selbst.

Für die Neurologie lernte ich nur einige Stunden, was sich dann auch in der Note ausdrückte.

Ich kam mit den mündlichen Prüfungen gut zurecht. Je näher die Prüfungstermine kamen, desto ruhiger wurde ich. Die „multiple-choice" Fragen hatten mich verwirrt, denn sie sind manchmal bewusst „tricky" angelegt.

Zum Staatsexamen bildeten wir Lerngruppen in Prüfungsformation, d. h. die vier Prüflinge, die zusammen geprüft wurden, lernten meist auch zusammen. Unsere Prüfungsgruppe war insofern eine Ausnahme, als wir drei Frauen und einen Mann zählten, während das gängige Verhältnis der Geschlechter 2:2 oder 1:3 war. Wir hatten den Eindruck, dass einige der Prüfer in sich hinein grienten und es auf keinen Fall von Nachteil für unseren „Mann" war, in dieser Gruppe geprüft zu werden. Damals überwogen noch die männlichen Studenten. Wir haben heute noch Kontakt miteinander und verreisen auch gelegentlich zusammen, zuletzt in die Slowakei.

Mittlerweile sind wir um die 60 Jahre alt und üben und übten folgende Fachrichtungen aus: Psychiatrie, Innere Medizin und Chirurgie.

Die Medizinalassistentenzeit war kurz zuvor um ein Jahr gekürzt worden. Endlich verdienten wir Geld; ich glaube es waren 800 DM, eine unvorstellbare Summe für uns. Ich habe mir für einen Teil meines ersten Geldes einen wunderschönen Ring gekauft, der via Kitteltasche und Wäscherei nach einigen Jahren verschwand.

Mein Studium wurde über eine Waisenrente in Kombination mit Bafög finanziert. Damit konnte ich gut auskommen – später musste ich 1.500 DM zurückzahlen.

Die Pflichtfächer Chirurgie und Innere Medizin absolvierte ich an den Stadtkrankenhäusern Hanau und Offenbach und für mein Wahlfach, die Dermatologie, blieb ich in Frankfurt.

Der leitende Arzt des Stadtkrankenhauses Offenbach war Prof. G., dem, was das Menschliche im Umgang angeht, kein allzu guter Ruf vorauseilte. Es hieß, dass er im OP auch schon mal mit Messern werfe, was ich tatsächlich miterleben durfte.

Einmal legte ich mich in meiner studentischen Naivität mit ihm an. Bei der Chefvisite klärte er einen Patienten über die bevorstehende Magenoperation in einem ruppigen Tonfall auf, der einfach widerwärtig war. Ich verstand damals noch nicht so recht, dass Patienten gelegentlich auch unangenehm sein können und bemerkte vor versammelter Visitenmannschaft, dass es unverschämt sei in dieser Weise mit dem Patienten zu sprechen – eisiges Schweigen – dann gingen wir in Erwartung von Blitz und Donner auf den Flur.

Prof. G. kritisierte zu Recht, da ich ihn vor dem Patienten angegriffen hatte, war aber ansonsten ruhig. Der erwartete Sturm blieb aus. Man prophezeite mir, dass ich die Klinik verlassen müsse. Daher entschuldigte ich mich später und die Angelegenheit war erledigt. Ich hatte unter keinerlei Nachteilen zu leiden; das verblüffte die Mitarbeiter denn doch.

In Offenbach lernte ich aber auch einen Chirurgen kennen, der mir zum Vorbild wurde und meine Entscheidung für das operative Fach stark beeinflusste. Er hatte das Abitur auf dem 2. Bildungsweg gemacht und zunächst Chemie studiert. Er kam also spät zur Medizin, aber er war für mich die ideale Kombination aus Wissenschaft und Menschlichkeit, außerdem sah er gut aus. Er zeigte uns Patienten, bei denen die Dinge schiefgelaufen waren und warum. Er erklärte uns ruhig, wenn wir Fehler gemacht hatten, er stauchte uns nicht zusammen und man merkte, dass er Spaß an seinem Beruf hatte: Das war ansteckend.

Nach Kurzschuljahr und verkürzter Medizinalassistentenzeit begann ich 1978 meine Ausbildung zur Chirurgin in einem Kreiskrankenhaus in Hessen. Ich lernte herniotomieren, appendektomieren usw. und die Nachtdienste durchzustehen. Ich fühlte mich nicht besonders wohl in dieser Klinik. Der Hauptgrund lag darin, dass das Krankenhaus kurz zuvor in die Schlagzeilen geraten war wegen eines Zwischenfalls, an den ich mich nicht mehr erinnern kann.

Wenn nachts ein Unfall eingeliefert wurde und ich auf den Plan trat, sagten die Angehörigen: Nein, nein, nicht die Röntgenassistentin, sondern gleich einen Arzt. Sie rechneten nicht mit einer Ärztin und waren sichtlich enttäuscht.

In dieser Klinik lernte ich, mich in eine Hierarchie einzufügen. Was mir damals noch nicht bekannt war, ist die Tatsache, dass der Obergipser eine zentrale Funktion im Personalgefüge eines Krankenhauses hat und man ihn nicht ungestraft kritisieren darf. Prompt trat ich in alle bereitstehenden Fettnäpfchen. Auch durfte man nachts den Pfleger nicht einfach wecken, um einen Verband zu machen. Das hatte man gefälligst selbst zu erledigen. Hintergrund dafür war allerdings die Personalknappheit in den kleinen Häusern, was ich später besser verstand.

Glücklicherweise hatte ich damals eine Oberärztin, die mir allein durch ihre Anwesenheit eine Hilfe war.

Sie selbst disqualifizierte sich als „Semi-Chirurgin“, obwohl sie das gesamte operative Spektrum genauso beherrschte wie alle anderen Kollegen. Frauen mussten einfach bescheiden sein.

Zur Belastung wurden mir die Nachtdienste. Damals begann der Wochenenddienst Samstagmorgen und endete Montagabend. Der Dienstplan sah den nächsten Nachtdienst schon wieder am Donnerstag vor. Trotz meiner jugendlichen Gesundheit entwickelte ich supraventrikuläre Tachykardien.

Es unterliefen mir auch Fehler. Einmal erkannte ich eine Appendizitis nicht; ein anderes Mal sollte ich einen Pankreatitispatienten infusionstechnisch behandeln und fühlte mich insbesondere als Chirurgin überfordert. Heute ist das ein intensivmedizinischer Notfall. Der Patient musste verlegt werden und man lastete mir indirekt die insuffiziente Behandlung an.

In dieser Zeit lernte ich, was ein „türkischer Bauch“ ist. Wenn unter der Verdachtsdiagnose eines akuten Abdomens operiert wurde, fand sich bei türkischen Patienten oft kein pathologischer Befund, außer ein wenig entzündliches Sekret. Damals verstand man noch zu wenig, dass psychische Probleme von Migranten häufig somatisiert wurden. Die eingeschränkte sprachliche Verständigung tat das Übrige.

Aber die Chirurgie an sich gefiel mir. Ich konnte mir nicht mehr vorstellen in der Inneren zu arbeiten, da ich während meiner MA-Zeit schon unter den langanhaltenden Visiten gelitten hatte, bei denen mein ohnehin niedriger Blutdruck in Bereiche absank, die die Nierenperfusion gefährdeten.

Die gefühlte Intellektualität der Internisten stand in krassem Gegensatz zu dem, was sie wirklich taten. Sie diskutierten, ob man 20 oder 25 Tropfen Novalgin geben sollte. Die Dosierung hätte man besser dem Patienten selbst überlassen. Probleme, die nicht diskutiert werden konnten, waren nicht existent.

Hoffentlich verzeihen mir die Kollegen, aber ihr neigt schon ein bisschen zur Arroganz. Einen schönen Ausdruck findet diese Haltung in dem Spruch: „Die Wissenschaft grüßt das Handwerk“, wenn ihr einen Chirurgen trefft. Unsere Erwiderung hingegen lautet: „Das Handwerk grüßt das Mundwerk".

Es existiert noch ein ähnlicher Spruch, der anschaulich beschreibt, was die Kollegen verschiedener Fachrichtungen voneinander halten:

Die Internisten wissen alles und können nichts; die Chirurgen wissen nichts und können alles; und die Pathologen wissen nichts und können nichts oder sie wurden als „postmortale" Klugschwätzer bezeichnet.

Da kam mir ein Zufall zu Hilfe: Es gab einen netten Pfleger, der mich in die William-Harvey-Klinik abgeworben hatte. Es handelte sich hierbei um eine Privatklinik für Gefäßchirurgie und Phlebologie. Diese Klinik suchte Chirurgen und hatte den Vorteil, dass die niederfrequenten Nachtdienste ruhiger waren. So kam ich unverhofft zur Gefäßchirurgie und lernte sie als hochinteressantes und ästhetisches Gebiet kennen. Die Gefäßchirurgie ist ja noch ein sehr junges Fach und nahm in Deutschland erst in den 60er Jahren Aufschwung mit der Entwicklung synthetischer Materialien zum Gefäßersatz. Dacron und Teflon bzw. Gore-Tex eignen sich auf Grund ihrer Haltbarkeit und den mechanischen Eigenschaften bestens. Gore-Tex ist allseits bekannt und Dacron ist zu vergleichen mit Trevira. Fast jedes Mädchen aus den Fünfzigern besaß einen Faltenrock aus diesem Material.

Die Klinik beschäftigte zwei chirurgische und zwei internistische Oberärzte. Ich blieb dort von 1980 bis '87 und fühlte mich sehr wohl; die Hierarchien waren flacher. Der Chef verkörperte eine benigne Variante des Machos, besaß Führungsqualitäten und war ein guter Menschenkenner.

Er forderte seine Mitarbeiter zur weiteren Entwicklung heraus. Ich lernte Vorträge halten, schrieb meine Dissertation (Dissertation Justus-Liebig-Universität Gießen: Untersuchungen zur venösen Hämodynamik beim arthrogenen Stauungssyndrom), die 1984 mit dem Erich Krieg-Preis ausgezeichnet wurde.

Ein gravierender Nachteil bestand: Der Chef verfügte zwar über eine Ausbildungsermächtigung für die Chirurgie und die Innere Medizin, aber leider nur für jeweils ein Jahr. Aber ich genoss, dass ich Teil eines jungen, begeisterten Teams sein konnte. Es fand eine systematische, fundierte Ausbildung statt und wir durften und mussten viel operieren. Es handelte sich um phlebologische Operationen, also um die verschiedenen Formen der Saphenaresektion, die im Jargon als „Varizenstripping" bezeichnet werden und Methoden zur Behandlung des Ulcus cruris, wie die „paratibiale Farziotomie", die unterschiedlichen Formen des Hautersatzes zur Deckung der Geschwüre usw.

Nach und nach wurde man an die peripheren Bypassoperationen herangeführt. Es handelte sich dabei um die femoropoplitealen und -cruralen Rekonstruktionen. Mit Fortschreiten der Ausbildung kamen die abdominalen Implantationen der Aortenprothesen bei Stenosen oder Aneurysmata dazu und zum Schluss die Endarteriektomie der Carotiden und seltenere Indikationen, wie der axillobifemorale Bypass oder die Cross-Over Prothese beim einseitigen arteriellen Beckenverschluss.

Mein eindrucksvollstes Erlebnis war ein „Kampf" zwischen einem meiner Oberärzte und mir. Dieser hatte einen schlechten Tag, weil er gerade vor der Operation erfahren hatte, dass sein Sohn bei einem Unfall an der Schulter schwer verletzt worden war.

Im Eifer des Gefechts verletzte er auch mich versehentlich mit dem Skalpell, indem er einen winzigen Stich in die A. radialis des linken Unterarms setzte. Ich war froh, dass keine Gefäßnaht vorgenommen werden musste. Die winzige Narbe sieht man kaum noch und die Arterie ist nicht zu Schaden gekommen.

Bei Misslingen von Rekonstruktionen führten wir die Amputationen selbst durch und lernten dabei, dass diese wenig geliebten Eingriffe für den Patienten und seine weitere Lebensqualität von besonderer Bedeutung sind. Es werden auch heute noch zu viele Majoramputationen (Oberschenkel-, Becken-, Knie), insbesondere bei Diabetikern, durchgeführt. Eigentlich handelt es sich bei Ablationes um plastische Operationen, die belastbare und ästhetisch ansprechende Ergebnisse erzielen sollen. Eine entsprechende Operationstechnik ist Voraussetzung.

Zur Ausbildung gehörte natürlich auch die diagnostische Seite der Gefäßchirurgie mit der damals noch üblichen azendierenden Pressphlebographie, den Messungen des Venendrucks und der venösen Hämodynamik, Ultraschall mit der sich rasch entwickelnden Duplexsonographie, bei der es sich um eine Kombination aus konventioneller B-Bild-Sonograhie mit der Dopplersonographie handelt und somit semiquantitative Messungen möglich wurden.

Nach 4–5 Jahren wurde ich als Funktionsoberärztin eingesetzt. Ich hospitierte bei R. in Erlangen und K. in Paris, der für seine Methode der Vertebralis-Transposition bekannt war.

Ich leitete dann für einige Jahre die Intensivstation, die man heute als „intermediate-care-Einheit" bezeichnen würde. Ich lernte Führungsaufgaben zu bewältigen und hielt in dieser Zeit ca. 30 Kongressvorträge. Ich erinnere mich noch gerne daran, wie mein Chef mir die Details zur Vorbereitung eines Vortrags vermittelte bis hin zum Putzen der verglasten Diapositive mit speziellen Lappen, die aus alten Baumwollhemden bestanden. Außerdem durften wir nur „ästhetische" Aufnahmen zeigen, auf denen möglichst wenig Blut zu sehen war. Mir gefielen die blutverschmierten Darstellungen mancher Kollegen im Übrigen auch nicht, zumal meist nichts zu erkennen war.

Es herrschte eine offene Atmosphäre, die ich in dieser Form in keiner anderen Klinik vorfand. Ein weiterer fachlicher Pluspunkt bestand in der hervorragenden interdisziplinären Zusammenarbeit innerhalb der Klinik.

Neben der klinischen und Vortragstätigkeit war ich für neun Jahre Mitglied im wissenschaftlichen Beirat der Deutschen Gesellschaft für Phlebologie. Unsere Gesellschaft war eine der ersten, die mit der Erarbeitung von Leitlinien begann; zunächst als

„Expertenmeinung" und später als S3-Leitlinie, die randomisierte, doppelt-blinde Studien umfasst.

Für drei Jahre wurde ich zur Betriebsratsvorsitzenden gewählt und verschaffte mir damit Basiswissen über Klinikorganisation und -verwaltung.

Da Frauen unter den angestellten Ärzten überwogen, waren Auseinandersetzungen mit den männlichen Kollegen mangels Masse deutlich reduziert und ich fühlte mich, wie die anderen Kolleginnen auch, sehr wohl.

So schön das Arbeiten in der William-Harvey-Klinik war, so war doch nicht zu übersehen, dass dort keine weiteren Entwicklungsmöglichleiten mehr für mich bestanden, sodass ich mich neu orientierte und über eine Anzeige im Ärzteblatt eine Assistenzarztstelle in der Urologie der Uni Gießen fand.

Ich besprach vor Antritt der Stelle mit den Professoren R. und S. das weitere Vorgehen. Ich hatte mir vorgenommen, die urologische Stelle nur anzunehmen, wenn die Übernahme in die Allgemein- und Thoraxchirurgie gesichert war. Ich verließ mich auf die mündliche Zusage und wurde nicht enttäuscht. Mein erster Arbeitstag, der 1.1.1988, war ein wenig erschreckend, da Herr Prof. R. einen Herzinfarkt erlitt und eine Bombendrohung für das gesamte Klinikum ausgerufen wurde.

Bei der Bewerbung stellte ich Herrn Prof. R. sozusagen ein Bein als er die Treppe herunterkam und ich fragte, ob ich die Unterlagen im Sekretariat abgeben dürfte. Ich wurde zum Gespräch einbestellt und machte mir dann ernsthafte Gedanken darüber, ob ich diese Stelle wirklich möchte. R.s Zimmer lag im Dachgeschoss eines sanierungsbedürftigen Altbaus hinter einem braunen Vorhang und ich wurde in „Puschen" empfangen.

Übrigens lag auch das Umkleidezimmer für einen Kollegen und mich im Dachgeschoss mit gelegentlichem Taubenbesuch. Ich mit meiner schwarzen Strickstrumpfhose (ich friere leicht) hatte das zweifelhafte Vergnügen mich mit dem Goldkettchen behängten Typen umzuziehen. Aber gut, an der Stelle war nichts auszusetzen und ich wechselte zeitgerecht in die Allgemein- und Viszeralchirurgie. Ich erinnere mich noch sehr gut, dass ich bereits den Sonntag vor Antritt für einen Dienst eingeteilt worden war, aber nichts davon wusste. Gegen 11 Uhr rief mich ein erboster, diensthabender Kollege an, wo ich denn bliebe. So ging's also los.

Als Quereinsteigerin konnte ich schon operieren, aber man ist immer wieder erstaunt, dass in jedem Fachgebiet neue operative Techniken zu erlernen sind. Dadurch fühlt man sich am Anfang etwas ausgebremst.

Ich war auch deswegen an die Uni gegangen, um mich dort in „freier Wildbahn" zu bewähren. Bis ich mir eine Position erarbeitet hatte, dauerte es natürlich eine Weile und ich war erstaunt, dass man ab dem 35. Lebensjahr eine Genehmigung braucht, um forschen zu dürfen.

Ich führte alle bauchchirurgischen und viele kinderchirurgische Eingriffe durch, außer der Whipple-Operation bei Erkrankungen des Pankreaskopfes. Dabei wird der Kopf der Bauchspeicheldrüse, der Zwölffingerdarm, die Gallenblase, der Gallengang und ein Teil des Magens entfernt. Bei bösartigen Veränderungen erfolgt noch die Entfernung der Lymphknoten. Ich war eigentlich froh, dass ich diesen Eingriff nie durchführen musste.

Nach einigen Jahren wurde ich Oberärztin. Damit hatte ich eigentlich nicht gerechnet, nahm das Angebot aber gerne an.

Wie bereits erwähnt, hat Prof. S auch die Thoraxchirurgie vertreten. Dabei handelt es sich um vergleichsweise ästhetische Eingriffe, die Ähnlichkeiten mit der Gefäßchirurgie aufweisen.

Bald wurde sowohl abdominal als auch thorakal endoskopisch operiert, was nicht so meine Stärke war.

Es begannen auch die Nierentransplantationen und nach meiner Zeit die Lungentransplantationen. Ich selbst habe nicht transplantiert. Meine Kollegen und ich nahmen allerdings die Explantationen vor.

Wir Ober- und Assistenzärzte waren auch konsiliarisch tätig, z. B. in der Gynäkologie, bei intraoperativen Verletzungen des Darmes oder der Pädiatrie bei Kindern mit unklaren Bäuchen usw.

Als Assistenten stand uns ein Dienstzimmer zur Übernachtung im Keller zur Verfügung, nicht weit entfernt vom Leichenkühlraum. Morgens musste man an gestapelten, blutigen Wäschesäcken vorbei.

Wenn man bis 15 Uhr nicht mit dem OP-Programm fertig war, gab es auch nichts mehr zu essen. Die diensthabenden Kollegen orderten abends Pizza in Ermangelung einer Versorgung. Zum Überleben gab es den Cola-Automaten, aber Kaffee, Kaffee gab es überall.

Im Rahmen der Rotation ging es noch für zwei Jahre in die Unfallchirurgie. Auch diese Techniken musste ich wieder neu erlernen, aber auch die weit schwierigere konservative Behandlung.

Da ich gefäßchirurgische Operationserfahrung vorweisen konnte, erwartete man von mir die Teilnahme am überregionalen Replantationsdienst von Fingern oder anderen abgetrennten Gliedmaßen. Da ich mikroskopisches Arbeiten nicht gelernt hatte, habe ich einen entsprechenden Kurs besucht und mich in den Keller gesetzt, um an Ratten Mikro-Anastomosen anzulegen. Als eine der Ratten intraoperativ an Blutverlust verstarb, war ich doch sehr traurig.

Mit Kollegen replantierte ich einen Finger (10 Std.) und einen Unterarm mit erhaltenem Ellenbogengelenk nach Kreissägenverletzung. Bei letzterer übernahm ich mit einem Kollegen die osteosynthetische Versorgung. Danach operierte das gefäßchirurgische Team weiter. Anschließend kamen die Neurochirurgen zum Zuge. Der Arm heilte zwar an, blieb aber ein mehr oder weniger funktionsloser Schmuckarm.

Es war Pflicht, im Rahmen der Facharztausbildung noch für 3 Monate bei den Neurochirurgen zu hospitieren. Man durfte

Schädeltrepanationen vornehmen und damit den Eingriff für die Operateure vorbereiten und bekam einen Einblick in die neurologischen Krankheitsbilder.

Ein Tag in der Allgemeinchirurgie, in der ich die meiste Zeit verbrachte, verlief folgendermaßen: Morgens ein kurzes Briefing, bei dem der Diensthabende berichtete, was in der Nacht vorgefallen war. Im Anschluss wurde kurz die Station besucht und es ging ab in den OP. Je nach Anzahl der Eingriffe war man bis 13 oder 14 Uhr fertig und eilte dann zur Fallbesprechung mit den Radiologen um 15 Uhr mit den jeweiligen Infos, die man sich kurz vorher noch „reinziehen" musste.

Die Stationsärzte stellten die Neuaufnahmen vor und das Procedere wurde für jeden Patienten festgelegt. Danach erledigte man die Stationsarbeit, zu der man bisher ja noch nicht gekommen war und verließ die Station, wenn alles erledigt war.

Mit den Kolleginnen und Kollegen kam ich insgesamt gut aus, aber dieses häufige „Herunterputzen" konnte ich nicht gut vertragen. Ich hatte keinen Grund zur Klage – offensichtlich besteht gegenüber Frauen eine gewisse „Beißhemmung". Die Abwertung fand auf einer subtileren Ebene statt. Es wurde hinter einem her spioniert, Entscheidungen oder OP-Indikationen hinter dem Rücken in Frage gestellt. Auf der anderen Seite erwarb man sich eine gewisse Trittfestigkeit, die auch Vorteile hatte.

Noch was zum Thema „herunterputzen". Mir ist noch sehr lebhaft die „Milzstory" in Erinnerung. Einmal im Jahr fuhr die gesamte chirurgische Mannschaft Ski für einige Tage, incl. Chef. Einer hatte Stallwache; meistens ich, weil ich diese Sportart nicht beherrsche. Das OP-Programm wurde zwar heruntergefahren, aber für die Notfälle musste ich natürlich zur Verfügung stehen. Ich hasste diese Tage, denn ich war allein für alles zuständig. Es wurde ein Kind mit einer Milzruptur eingeliefert. Zu dieser Zeit setzte man sich zunehmend mit der Frage auseinander, ob in gewissen Fällen die Milz erhalten werden könne. Ich war der Meinung, dass der Milzerhalt in diesem Falle riskiert werden könne. Und der Chef war nicht da, um mir den Rücken zu stärken! Der leitende Arzt der Intensiv-Station (ich mochte ihn ohnehin nicht), schrie mich an, seit wann man denn Milzrupturen nicht mehr operiere? Natürlich sicherte ich mich telefonisch ab. Aber ich fühlte mich ja selbst nicht sicher ob meiner Entscheidung. Ich musste dem Anästhesisten versprechen, Gewehr bei Fuß zu stehen, falls doch eine Exstirpation notwendig würde, was ohnehin gegeben war, da ich in dieser Zeit Dauerdienst hatte. Es ist Gott sei Dank alles gut gegangen.

Ich machte in dieser Zeit interessante ethologische Studien. Die männliche Spezies der Assistenten und Oberärzte hielten sich nach Dienstschluss häufig ohne Notwendigkeit in den Aufenthaltsräumen auf, um noch ein Schwätzchen zu halten. Warum nicht, dachte ich, bis einige freimütig gestanden, dass auf sie zu Hause nur schreiende Kinder warteten oder Ehefrauen mit Ansprüchen. Aber die Frauen sind selbst schuld, wenn sie alles glauben und ihre Männer bewundern, die im Beruf auch so manchen Mist verzapfen oder herumtrödeln, übrigens auch beim Operieren und noch den letzten Erythrozyten jagen bei der Blutstillung.

Ich konnte gut delegieren. Aber das wollte man dann auch wieder nicht. Ich solle doch diese Aszitespunktion selbst machen. Wahrscheinlich stand wieder der von mir nicht sehr wohl gelittene Anästhesist dahinter, der sich auf seiner Intensivstation nicht mit der 2. Garde abgeben wollte.

Auch didaktisch war ich talentiert. Zumindest konnte man mir von einer Stunde auf die andere eine Vorlesung aufs Auge drücken. Natürlich sprach ich dann über die Phlebologie. Aber die Lehre gilt nichts an der Uni. Von der Poliklinik bin ich verschont geblieben. Das wundert mich noch heute.

Bei Eigeninitiative war mein Chef Prof. S. sehr großzügig. Ich durfte eine phlebologische Sprechstunde einrichten. Dadurch kamen die Assistenten auch zu entsprechenden Eingriffen, die im OP-Katalog vorgeschrieben waren.

In dieser Zeit organisierte ich einen überregionalen Kongress mit 400 Teilnehmern zum Thema „Neue Operationsmethoden in der Phlebologie“.

Es war abzusehen, dass unser Chef in den nächsten Jahren emeritieren würde. Mir war auch klar, dass ich die Nachtdienste nicht bis 60 oder 65 Jahre durchstehen würde, sodass ich über Alternativen nachdenken musste.

Ich bewarb mich zunächst, wie einige andere Kollegen auch, beim MDK (Medizinischer Dienst der Krankenkassen). Weiterhin schien mir die Stelle der leitenden Ärztin einer Privatklinik in Aschaffenburg attraktiv. Ich wurde Zweite auf der Bewerberliste. Auf Nachfrage nach den Gründen erklärte man mir, dass das Entscheidungsgremium den Eindruck gewonnen hatte, dass ich die Stelle eigentlich nicht wollte – und es hatte recht. Ich fürchtete Schwierigkeiten mit dem privaten Träger. Ob zu Recht oder Unrecht sei dahingestellt.

In dieser Zeit stolperte ich im KV-Blättchen über die Freigabe eines chirurgischen Kassenarztsitzes in Gießen. Es handelte sich um eine unfallchirurgische D-Arzt-Praxis mit Sanierungsbedarf. Als Einzige, die sich um diesen Kassensitz bewarb, hatte ich keine Konkurrenten. Kurz zuvor war nämlich wieder einmal die Honorarstruktur zu unseren Ungunsten geändert worden. Ich wagte den Schritt in die Niederlassung nur, weil das ambulante Operieren neu eingeführt und gefördert werden sollte, was meinem Spektrum entgegenkam.

Die Entscheidung, mich niederzulassen, fiel mir nicht leicht, da man trotz gelegentlichen Kontakts mit Kollegen einsam vor sich hinarbeitet. Aber ich sah keine wirkliche Alternative. Um mir diese Option offen zu halten, besuchte ich früher schon alle zwei Jahre entsprechende Seminare und hatte mich sicherheitshalber in das Ärzteregister eintragen lassen. In den Schulungen lernte ich vom Entwurf des Praxisschildes bis zur Anschaffung eines großen Portemonnaies (für Steuerbelege, nicht für das große

Geld) und die Karteikartenzugriffszeiten alles, was für eine effiziente Praxisführung notwendig ist.

In dieser Phase der Entscheidung entwickelte ich einen Herpes Zoster und verbrachte einige Tage in der Hautklinik. Ich versprach mir selbst, bis zur Entlassung eine Entscheidung getroffen zu haben. So entschied ich, dass der 15.10.1997 mein erster Arbeitstag in der Praxis sein würde. Nach der Erledigung der Formalitäten, Entwicklung eines Konzeptes und Verhandlungen mit den Banken nahm ich die räumliche Sanierung im „low-budget“ Modus in Angriff.

Dabei fanden wir historische Schätze, wie Schimmelbusch-Masken und Tiburtius-Narkosegeräte, die ich dem Klinikum vermachte. Die historischen Maquet-Tische wollte auch die Firma nicht haben. Operationsbesteck erhielten wir aus Nachlässen aufgelöster chirurgischer Abteilungen. Trotzdem mussten für den OP-Bereich noch viele kostspielige Materialien angeschafft werden: Siebe, Instrumententische, Sauger, Notfallinstrumentarium, Defibrillator und natürlich ein Sterilisator mit fortlaufender Prozessdokumentation von amerikanischer Kühlschrankgröße und ein OP-Tisch.

Unter die Diagnostika fallen die Messgeräte zur Bestimmung der arteriellen und venösen Durchblutung. Den größten Posten nahm das Ultraschallgerät ein, die farbkodierte Duplexsonographie. Diese hatte den unschätzbaren Vorteil, dass sie langsam aber sicher die Phlebographie als Goldstandard der Thrombosediagnostik ablöste. Genau genommen reichte dafür auch die gewöhnliche B-Bild-Diagnostik aus, mit der H. die Kompressionssonographie entwickelt hatte. Für die arterielle Seite der Diagnostik war die Duplexsonographie allerdings unentbehrlich.

Operativ führte ich im Wesentlichen die Saphenaresektion durch, im Volksmund „Stripping“ oder „Ziehen der Venen“ genannt mit präoperativer Diagnostik und postoperativer Nachsorge, Thrombosediagnostik und -therapie, sowie Erkennung der arteriellen Verschlusskrankheit.

Erst nach einigen Jahren gestaltete ich die Räumlichkeiten neu und verlegte im Vorgriff auf eine Verkleinerung der Praxis die Anmeldung.

Zu Beginn behandelte ich als H-Arzt die vorhandenen unfallchirurgischen Patienten weiter, was sich als gute Anschubfinanzierung erwies. Auf Dauer wollte ich allerdings nur noch meinen Schwerpunkt vertreten. Ich entsorgte die inzwischen überalterte Röntgenanlage, die bei Übernahme noch mit Nassentwicklung arbeitete.

Die Narkosen übernahmen zwei Anästhesisten, die mir von einem lieben Kollegen empfohlen worden waren, der mich auch bei der Praxisplanung sehr unterstützt hat. Es war eine gute, kollegiale Zusammenarbeit und ich freute mich, wenn ich einmal in der Woche Kontakt zu „Erwachsenen" hatte. Von ihnen lernte ich die Bedeutung der OP-Abdeckung zum Bügel kennen, also zu den Anästhesisten. Nach ihrer Interpretation handelt es sich dabei um die „Blut-Hirnschranke". Ganz schön frech diese Gasmänner.

Meine OP-Schwester fand ich durch Zufall. Es war die ehemalige leitende OP-Schwester des damals noch existierenden Bundeswehrkrankenhauses. Sie war mir eine große Stütze und die brauchte ich auch am Anfang, denn die Umstellung vom Angestelltendasein zum Kleinunternehmer ist nicht leicht. Das betriebswirtschaftliche Wissen eignet man sich nebenbei an. Man verschuldet sich aber mit hohen Summen und hat das Gefühl, nicht krank werden zu dürfen, um das Finanzierungskonzept nicht zu gefährden – und es ist nicht nur ein Gefühl. Dazu kommt der Ärger mit der KV. Die Verwaltungsarbeit nimmt immer größere Ausmaße an, wie auch in den Kliniken. Es mussten Begehungen der Berufsgenossenschaft, später des Gesundheitsamtes und der DEKRA im Rahmen der Zertifizierung zugelassen werden. Dies setzte das Führen von Ablauflisten, festgesetzten Teambesprechungen mit Personalbeurteilungen in beide Richtungen, Patientenbefragungen usw. und der Erstellung eines jährlichen Geschäftsberichtes voraus. Grundsätzlich halte ich diese Arbeiten für sinnvoll. Man ist dazu angehalten, sein Konzept immer wieder zu überdenken und anzupassen, d. h. zu professionalisieren. Aber die Kriterien sind zu sehr an den Bedürfnissen großer Industriebetriebe orientiert und zu bürokratisch ausgestaltet und sie verursachen nicht unerhebliche Kosten, die keinerlei Auswirkung auf den Umsatz haben.

Häufige Änderungen der Abrechnungsziffern und -modi erleichterten die Arbeit auch nicht gerade. Ich „bibberte" jedes Mal vor Erhalt der Abrechnung, da sich der Punktwert wegen der Deckelung ständig änderte und keine Planungssicherheit bestand. In den letzten Jahren hatte ich das Gefühl, dass ich meinen eigenen Arbeitsplatz subventioniere und das ist einfach deprimierend. Hinzu kam die Diskrepanz zwischen geistiger Unterforderung einerseits und betriebswirtschaftlichem Druck andererseits, der durch die noch bestehenden Verbindlichkeiten gegeben war. Dieser Druck belastete mich persönlich stark und ich weiß das auch von anderen Kollegen. Um die Situation zu entschärfen, übertrug ich 2008 die Kassenzulassung an das Rhön-Klinikum und beschränkte mich für die nächsten zwei Jahre auf die Behandlung von Selbstzahlern. In der gewonnenen Zeit fertigte ich sozial-medizinische Gutachten in Frankfurt und Gießen an.

Aber auch diese Erleichterung stellte mich nicht zufrieden, sodass ich die operative und damit auch Praxistätigkeit ein Jahr vor dem geplanten Ende einstellte und die Restpraxis verkaufte.

Die Verbindlichkeiten waren getilgt und ich war frei in meinen Entscheidungen. Für drei Monate war ich noch aus vertragsrechtlichen Gründen im MVZ (Medizinisches Versorgungszentrum) der Uni tätig. So schön es ist, einen größeren Pool an Mitarbeitern zu haben, so muss doch wieder um Anrechte auf Räume, Zeiten, Helferinnen usw. gekämpft werden. Dafür hatte ich kein Interesse mehr.

Natürlich überlegte ich in den 12 Jahren Praxistätigkeit immer wieder, ob ich mich mit einer Kollegin oder einem Kollegen zusammentun möchte. Dies wurde einem allerdings dadurch erschwert, dass der Umsatz in diesem Fall nur um 3 % gesteigert werden durfte. Davon ist keine Assistentenstelle zu bezahlen. Ich half mir anfangs mit Studenten und Hospitanten. Eine Gemeinschaftspraxis oder Praxisgemeinschaft hätte aber eine Einschränkung der ohnehin geringen gestalterischen Freiheit bedeutet und nach einigen Jahren „Alleinherrschaft" war ich für Kooperationen einfach verdorben.

Bei der Praxisübernahme kam mir zugute, dass seit einigen Monaten Augenärzte meine OPs nutzten und Interesse an den Räumlichkeiten hatten, sodass ich die Praxis ohne Verluste abgeben konnte.

Wenn ich jetzt an meiner alten Praxis vorbeifahre, bin ich dankbar, dass der Verkauf so komplikationslos vonstattengegangen war. Die Abwicklung erschien mir allerdings genauso aufwändig wie die Praxisübernahme 1997.

In meiner beruflichen Laufbahn hat mich oft die große Anzahl von Ritualen, man kann es sogar Mythen nennen, erstaunt. Früher wurde der Patient drei Mal für die Operation mit Desinfektionsmittel abgewaschen. Meines Wissens gibt es dazu keine einzige Studie, lediglich über die Einwirkzeiten des Mittels. Das Angezogen werden mit einem sterilen Kittel ist zwar sachlich begründet, hat aber auch etwas von einem Ritual. Wäre das nicht interessant für die Ethnologie und Ethologie?

Außerdem finde ich es erstaunlich, dass sich bis heute die Psychologie nicht dafür interessiert hat, was in der Psyche eines Chirurgen vorgeht, wenn er einen Menschen verletzen muss, um ihm zu helfen. Kenne ich nur die Literatur nicht? Psychologen müssen wahrscheinlich ihre eigenen Widerstände und Rivalitäten abbauen. Ich habe in einer Balint-Gruppe selbst die Erfahrung gemacht, dass zu mir als Teilnehmer keine professionelle Distanz bestand und der leitende Psychiater nicht mit chirurgischen

Fakten konfrontiert werden wollte. Ich hätte erwartet, dass die chirurgische Sicht der Dinge für alle Beteiligten interessant sein müsste. Dem war offensichtlich nicht so – ein interessantes Phänomen.

Über den Verlust der ärztlichen Tätigkeit war ich ein wenig traurig, aber es muss ja nicht das ganze Leben aus Medizin bestehen. Im Gegenteil, ich bin erleichtert, den „Klotz“ Praxis nicht mehr am Bein zu haben. Im Ausland, z. B. in Frankreich, ist die Situation für Ärzte, die sich aus dem Tagesgeschäft zurückziehen wollen, besser geregelt. Dort kümmert man sich aktiv um dieses Klientel und es werden Jobs in Klinikverwaltungen oder medizinverwandten Bereichen angeboten, in denen die Ärzte alt werden können und der Medizin mit ihrer Erfahrung zu beiderseitigem Vorteil zur Verfügung stehen. Keine unserer Standes- und Verwaltungsorganisationen kümmert sich bisher aktiv um diesen Bereich.

Frau Dr. Marie-Luise K.

Ich bin 45 Jahre alt, in Erlabrunn bei Schwarzenberg im Erzgebirge geboren und in Grünhain (ca. 3000 Einwohner) groß geworden.

Dort ging ich auf die POS (Polytechnische Oberschule, Klasse 1–10), besuchte dann die 11. und 12. Klasse der EOS (Erweiterte Oberschule) in der Kreisstadt Schwarzenberg und legte dort das Abitur ab.

Meine Schulzeit war durch gewisse Schwierigkeiten geprägt, da mein Vater in keinem volkseigenen Betrieb arbeitete, sondern zu den wenigen gehörte, die in der ehemaligen DDR selbstständig waren. Er hatte eine Metallwarenfabrik von seinem Vater in dritter Generation übernommen, bis zur Wende weitergeführt und dann aus Altersgründen geschlossen.

Meine Mutter war von Beruf Industriekauffrau und unterstützte meinen Vater in dessen Betrieb. Mein Bruder studierte Mathematik, war nach seinem Studium mehrere Jahre Aspirant am Mathematischen Forschungsinstitut in Budapest, arbeitete später bis zur Wende an der Sektion Mathematik/Informatik der Karl-Marx-Universität Leipzig und suchte dann nach der Wende eine neue Herausforderung. Bis zu seiner Pensionierung leitete er das Amt für Familie und Soziales in Leipzig.

Ich wurde evangelisch-methodistisch erzogen. Da mein Vater über 50 Jahre die Kirchenorgel spielte, zwischenzeitlich den Kirchenchor leitete und Kirchenvorstandsmitglied war, waren für uns jeden Sonntag Kirchenbesuche die Regel.

Oft gab es Schwierigkeiten, z. B. mit den Ernteeinsätzen und dem Kirchgang, die sich sonntags überschnitten; auch meine Entscheidung für die Konfirmation war problematisch. Da einem von Seiten des damaligen politischen Systems durchaus eigene Ziele (Abitur und Studium) verwehrt werden konnten, wählte ich einen Kompromiss und feierte Konfirmation und Jugendweihe. Trotzdem war ich dem der SED angehörigen Schulleiter immer wieder ein Dorn im Auge. Seine Ablehnung spürte ich am stärksten, als er mir die Ehre verwehrte, mich als eine der besten Schülerinnen mit einem Foto im Schulhaus zu verewigen – wie es eigentlich seit Jahren üblich war.

Ich wollte schon immer Medizin studieren. Seit meiner frühen Kindheit zierte ein rotes Kreuz meine Kinderzimmertür. Nach der 12. Klasse bewarb ich mich zunächst für Zahnmedizin in Leipzig, weil ich mir – bedingt durch meine christliche Weltanschauung und Herkunft – weniger Chancen auf einen Humanmedizin-Studienplatz ausrechnete. Einige Tage vor Ende der Bewerbungsfrist erhielt ich die Information, dass in Halle die Chancen auf einen Studienplatz in Zahnmedizin realistischer seien als in Leipzig.

Ich schaffte daraufhin meine Unterlagen von Leipzig nach Halle und wurde im Sekretariat gefragt, warum ich eigentlich nicht Humanmedizin studieren wolle. Ich war überrascht und überglücklich, dass nun mein ursprünglicher Wunsch einfach so in Erfüllung gehen sollte.

Mit der Zusage bewarb ich mich dann um das notwendige Vorpraktikum im Kreiskrankenhaus Schwarzenberg und führte auf einer chirurgischen Station ein Jahr lang Schwesterntätigkeiten durch.

Mein erstes Semester in Halle war das Wintersemester 1986/87. Nach zehn Semestern, welche ich erfolgreich mit dem Staatsexamen abschloss, folgte ein Jahr der Pflichtassistenz in der Chirurgie und in der Inneren Medizin im „Krankenhaus St. Georg“ in Leipzig sowie vier Monate Pflichtassistenz in meinem Wahlfach Gynäkologie in der Uniklinik Leipzig.

Die Wende fand statt, als ich im 7. Semester studierte. Die bis dahin angeblich Linientreuen verließen das Land. Erfreulicherweise wurde das Fach „Wissenschaftlicher Kommunismus“ (inclusive Prüfung) gestrichen und die staatliche Unterstützung beim Finden einer Facharztstelle fiel weg. Man konnte jetzt freier entscheiden.

Ich bewarb mich nach dem Kolloquium, welches das Studium endgültig beendete, für eine Stelle als Ärztin im Praktikum. Da ich zu dieser Zeit noch nicht wusste welche Facharztrichtung ich einschlagen will, bewarb ich mich auf Stellen u. a. in Kliniken für Innere Medizin, Dermatologie und Psychiatrie/Neurologie.

Neben Zusagen aus Kliniken der westlichen Bundesländer erhielt ich auch die Gelegenheit, im Fachkrankenhaus für Psychiatrie, Neurologie und Psychotherapie in Großschweidnitz bei Löbau in der Nähe der polnischen Grenze tätig zu werden.

Obwohl ich zunächst keinen besonderen Bezug zur Psychiatrie hatte, nahm ich die Tätigkeit dort an und die Arbeit mit psychisch kranken Patienten gefiel mir sehr. Ich lernte sehr viel, wurde in meinem Verantwortungsbewusstsein und meiner Selbstständigkeit sehr gut geschult.

Während des AiP (Arzt im Praktikum-Jahr) verliebte ich mich, heiratete, bekam meine Tochter und zog 1994 mit meinem Mann nach Freiberg.

Nach einem Jahr Erziehungsurlaub beendete ich noch meine fehlende AiP-Zeit und war zwei weitere Jahre bei einer niedergelassenen Nervenärztin tätig. Dort konnte ich von dem breiten Spektrum an Erkrankungen profitieren und hatte eine ausgezeichnete Mentorin, die besonders meine Eigenständigkeit unterstützte.

Um meine Anerkennungszeit für die Facharztausbildung zu vervollständigen, arbeitete ich noch zwei Jahre in der Klinik für Psychiatrie und Psychotherapie Hochweitzschen, jeweils ein Jahr in der Abteilung für Abhängigkeitserkrankungen und ein Jahr auf einer allgemeinpsychiatrischen Station. Parallel dazu absolvierte ich noch 2,5 Jahre eine Ausbildung zur Verhaltenstherapeutin sowie eine Hypnoseausbildung.

Am 08.06.1999 bestand ich die Facharztprüfung in der Sächsischen Landesärztekammer.

Meine Entscheidung stand schon lange fest, mich mit einer eigenen Praxis selbstständig zu machen. Ich überbrückte die

Planungszeit mit Betreuungsgutachten und Praxisvertretung und ließ mich dann am 15.02.2000 in Freiberg als psychotherapeutisch tätige Ärztin nieder.

Ich behandle alle psychischen Störungen bei Erwachsenen, habe mich jedoch auf die Therapie von Patienten mit Verarbeitungsstörungen bei chronischen somatischen Leiden sowie Krebserkrankungen und Patienten mit Verlusterlebnissen in gewisser Weise spezialisiert.

Verhaltenstherapie, Hypnose, Entspannungsverfahren und Behandlungen im Rahmen der psychosomatischen Grundversorgung kommen bei mir vordergründig zum Einsatz.

Da ich selbst seit meinem 16. Lebensjahr an einer fortschreitenden Muskelerkrankung mit zunehmender Kraftminderung und Bewegungseinschränkung leide, gehe ich persönlich sehr offen mit dem Thema Krankheit um und ermuntere die Patienten auch, offen Position zu ihren eigenen psychischen oder körperlichen Beschwerden zu beziehen.

Auf meiner Homepage kann jeder, der es möchte, u. a. weitere Informationen zu meiner Krankheit abrufen.

Viele können sich nicht vorstellen, dass man die Welt durch verschiedene Brillen sehen kann, dass man z. B. nicht unbedingt einen Stadtrundgang machen muss, um etwas zu erleben und dass man auch mit einer Behinderung glücklich sein kann. Es gibt viele verschiedene Möglichkeiten, das Leben zu genießen.

Ich mache oft die Erfahrung, dass durch meine durch die Körperbehinderung bedingte Besonderheit als Therapeutin die Therapien intensiver und kürzer sind, weil ich sehr offen, problem- und zielorientiert bin.

Die Zeit der Niederlassung war geprägt durch das Fortschreiten meiner Muskelerkrankung und andere vielfältige Schwierigkeiten. Es gab Kämpfe um den Behindertenparkplatz vor der Praxis und vorher Probleme bei der Anerkennung des Grades der Behinderung (GdB 80 mit aG).

Die Auseinandersetzungen mit der Bürokratie stellten allerdings eine wichtige Selbsterfahrung für mich dar, die heute meinen Patienten zugutekommt. Für andere kann ich noch besser kämpfen als für mich selbst.

In den 12 Jahren meiner Niederlassung habe ich mich stark vernetzt, arbeite u. a. mit den Ärzten anderer Fachrichtungen, den Psychotherapeuten unserer Region, den Heilpraktikern, dem Diakonischen Werk sowie den Krankenhäusern eng zusammen.

Mein Mann, der ursprünglich Bauingenieurwesen studiert und ab 1992 mit meinem Schwiegervater ein eigenes Baugeschäft geführt hatte, welches auf Grund fehlender Zahlungsmoral der Kunden 2008 Insolvenz anmelden musste, hat nun mittlerweile eine umfangreiche Hypnoseausbildung absolviert, sich als Paarberater qualifiziert und 2012 durch die Amtsarztprüfung seine Anerkennung als Heilpraktiker für Psychotherapie erhalten.

Nach langer alleiniger Niederlassung gründete ich mit meinem Mann nun eine Praxisgemeinschaft „Kreher & Kreher“, um psychisch kranken und belasteten Kindern, Jugendlichen und Erwachsenen Psychotherapie und Alternativen mit ganzheitlichem Ansatz anbieten zu können.

Es ist dabei sehr schade, dass ein Großteil meiner psychotherapeutischen Kollegen eindeutig Position bezogen und mit ausgeprägtem akademischen Elite-Denken abgelehnt hat, dass zum Beispiel von der Kasse zugelassene Psychotherapeuten und andere Therapeuten wie Heilpraktiker sowie psychologische Berater auf Empfehlungslisten für Patienten, Institutionen und Ärzten gemeinsam stehen.

Mir ist dies alles sehr fremd, da der grundlegende Gedanke doch sein sollte, dass wir alle den psychisch belasteten Menschen helfen wollen.

Zusammenfassend möchte ich meinen Patienten vermitteln, dass trotz Behinderung vieles möglich ist.

Man muss sicher oftmals härter als andere um seine Ziele kämpfen, braucht viel Enthusiasmus, muss belastbar sein und oft auch eigene Bedürfnisse zurückstecken – aber es lohnt sich und prägt die eigene Persönlichkeit.

Von mir kann ich sagen, dass ich auch noch nach 20 Jahren nicht nur in meinen Mann, sondern auch in meinen Beruf verliebt bin und jeden Tag gern zur Arbeit gehe.

Weiterhin hoffe ich, dass ich meine Tochter mit meiner Liebe zur Psychiatrie und Psychotherapie nachhaltig angesteckt habe. Im Rahmen einer besonderen Lernleistung (BLL) in der 12. Klasse verglich sie die diagnostischen Spektren in psychiatrischen/-psychotherapeutischen Praxen in Argentinien, Namibia und Deutschland.

Wer weiß – vielleicht findet sie auch einmal Freude an der Psychotherapie und Psychiatrie und tritt in meine Fußstapfen. Ich würde mich sehr darüber freuen.

Frau Eva B.

In meiner Familie gab es sowohl in der mütterlichen als auch väterlichen Linie viele Ärzte. Meine Großmutter mütterlicherseits hat, aus einfachen Verhältnissen stammend, in den 20er Jahren beschlossen, Medizin zu studieren und hat damit ihren Töchtern die Möglichkeit erleichtert, ebenfalls Mediziner zu werden.

Sie selbst hatte in eine Arztfamilie eingeheiratet. Väterlicherseits war der Großvater Zahnarzt sowie auch beide Söhne; auch mein Bruder ist Zahnarzt.

An die Grundschulzeit habe ich sehr schöne Erinnerungen. Das Lernen hat mich nicht angestrengt und mir sehr viel Spaß gemacht. Der Wechsel auf das althumanistische Gymnasium war ein gewisser Einschnitt. Ich merkte, es ist jetzt alles etwas ernsthafter, nicht mehr dieses spielerisch-kindliche. Trotzdem ist es mir leichtgefallen und ich habe in dieser Zeit die Ferien häufig bei meiner Großmutter mütterlicherseits verbracht. Sie war Frauenärztin, die durch den Krieg ihren Mann verloren hatte und sich nach dem Krieg alles wieder neu erarbeiten musste.

Diese Großmutter hat mich stark beeinflusst und mich auch immer wieder darauf hingewiesen: Du musst dem Lehrer auf den Mund schauen; jedes Wort ist wichtig. Das hat mich sehr geprägt.

Ich habe irgendwann bewusst umgeschaltet von dem in der letzten Reihe sitzen und mit den Freundinnen schwätzen. Ich stellte fest, dass mich das interessiert, was da vorne erzählt wird. Meine schulischen Leistungen wurden von da an deutlich besser. Die Pubertät hat dann noch mal einen kleinen Einbruch gebracht. Aber das Abitur bestand ich ganz ordentlich.

Gleichzeitig stellte ich fest, dass es auf der Welt noch andere Dinge gibt als die Medizin. Mein Notendurchschnitt mit 2,3 hätte für ein entsprechendes Studium auch nicht gereicht.

Wir hatten damals in Wiesbaden eine Einführungswoche für verschiedene Berufe. Auch in Mainz an der Uni konnten wir uns informieren. Wenn jemand sehr enthusiastisch und begeistert von seinem Bereich gesprochen hat, hat mich das sehr motiviert. Z. B. hat mich eine Archäologin gefesselt mit ihren Darstellungen, aber es war mir bald klar, dass das nicht mein Weg war.

Ein Vortrag über Ernährungswissenschaften gab dann den Ausschlag und ich wollte voller Begeisterung an der TH in Fulda anfangen zu studieren.

Ich hatte aber nicht mit dem Einspruch meiner Mutter – ebenfalls Ärztin – gerechnet. Sie wollte nicht, dass ich in einer Fachhochschule beginne. Es musste eine Universität sein und da gab es dann tatsächlich auch 3–4 Studienorte in Deutschland, wo das Fach angeboten wurde; die nächstliegende Möglichkeit war Gießen, wo die Ökotrophologie schon seit mehreren Jahrzehnten als Fach existierte. Im Nachrückverfahren bekam ich schließlich einen Studienplatz und fing begeistert an zu studieren.

Der Anstoß zur Humanmedizin kam von der angehenden Schwiegermutter meines Bruders, die zu der Zeit das 1. Mal zum Kaffee eingeladen war und beim Verabschieden fragte, was ich als Jüngste denn so machen wolle. Als sie von meiner Entscheidung hörte, gab sie zu bedenken, dass ich mich damit nicht selbstständig machen könne und riet mir vehement ab.

Ich war dann plötzlich mit der Situation unzufrieden und bin mit diesem Hintergrund – okay, schau Dir das erstmal an – gestartet. Wo wirst Du damit dann beruflich überhaupt landen können? Tja, Ökotrophologie, jeder hat erst mal gefragt, was ist denn das? Und dann kamen die üblichen Witze über das Staubsaugen und Kochen. Ich merkte während des Studiums auch, dass mich die naturwissenschaftlichen und medizinischen Themen sowie auch Soziologie und Psychologie am meisten angesprochen haben.

Auch bekam ich eine Ahnung, wie schwierig die Zusammenarbeit mit den Medizinern sein konnte, die das Thema „Ernährung“ für sich requiriert hatten, ohne allzu viel davon zu verstehen.

Im Rahmen dieses Studiums hatten wir die Möglichkeit, an einem Schnupperkurs im Präpariersaal teilzunehmen und medizinische Vorlesungen zu den verschiedenen ernährungsbedingten Krankheiten zu hören. Und so kam es, dass ich nach dem 1. Teil der Zwischenprüfung beschloss, es mit der Medizin zu versuchen.

Ich war überrascht, dass ich den Medizinertest so gut abgeschlossen hatte. Ich konnte als Quereinsteiger in das 2. Semester wechseln.

Durch den Quereinstieg änderte sich einiges im Studienablauf. Ich musste Scheine nachholen und verlor meine alten Kommilitonen. Erst durch den Präparierkurs kam ich in eine feste Clique. Wir waren von morgens bis abends zusammen und gründeten Lerngruppen und so bekam ich die Kurve in das lernintensive Medizinstudium.

In Bezug auf meine spätere Fächerwahl war ich im Studium noch schwankend; als Wahlfach hatte ich mir die Gynäkologie ausgesucht, die mich sehr interessierte. Mit meinem damaligen Freund hatte ich mich zu einem 2-wöchigen Intensivkurs in Bremen angemeldet, weil die Uni mit Studenten überlaufen ist.

Bremen hat mir sehr gut gefallen, auch dass mein Freund, der angehender Arzt war, mitkam, auch die Idee des gemeinsamen Lebensweges und der harmonisierenden Berufsausbildung.

Im Wahlfach Gynäkologie im praktischen Jahr war die Universitätsklinik Gießen dann doch enttäuschend für mich. Ich hatte auch feststellen müssen, dass die Arbeitsbelastung, die in der Gynäkologie auf einen zukommt, sehr hoch ist. Ich leide an einem super niedrigen Blutdruck und nachts plötzlich von jetzt auf gleich durchstarten zu müssen, weil eine Not-Sectio ins Haus steht, das ist heftig.

Ich habe mit den Kolleginnen gesprochen und alle haben gestöhnt über die häufigen Nachtdienste – zum Teil nahmen sie weite Anreisen auf sich.

Wenn man dann noch plant zu heiraten und eine Familie zu gründen, dann weiß man, dass der Weg knallhart werden würde.

Das Problem wurde mir immer klarer und so war ich erleichtert, dass ich nach dem Examen eine Stelle in meiner Heimatstadt Wiesbaden in der Onkologischen Chirurgie angeboten bekam.

Das habe ich wahrgenommen. Ich hatte Freitag Examen und am Montag in Wiesbaden angefangen. Es war angenehm, dass ich in meiner Heimatstadt bleiben und vorläufig im „Hotel Mama" wohnen konnte. Wenn man morgens um 7 Uhr anfing und abends erst um 7 Uhr wieder zu hause war, war es fantastisch, dass der Kühlschrank voll war und man nur die Beine hochlegen musste.

Die Stelle genoss ich. Guter Kontakt mit den Schwestern. Die Kollegen haben sich untereinander gut verstanden. Wir sind abends häufiger mit dem Chef ausgegangen. Schwierig war, dass der Chef innerhalb der Klinik etwas isoliert war. Das schweißt zusammen, aber der Kontakt zu den anderen Abteilungen war nicht gut und man konnte nicht in die Allgemeinchirurgie rotieren. Beruflich war es eine Sackgasse.

Mein Freund hatte im Mainzer bzw. Wiesbadener Raum keine Stelle gefunden. Es war zu dieser Zeit sehr schwierig. Er war wirklich von seinen Qualitäten her (Auffassungsgabe, wissenschaftliches Arbeiten, Doktorarbeit) gut geeignet.

Ich habe meine Promotion nicht fertig gemacht. Den praktischen Teil in der Gastroenterologie habe ich schnell durchgezogen und extra noch ein Semester eingeschoben. Aber neben meinem Vollzeit-Job war es mir nicht möglich, die Dissertation abzuschließen. Dafür hat es nicht mehr gereicht und die Situation in Wiesbaden wurde insofern beendet, als ich nach 11 Monaten gekündigt habe.

Im Nachhinein habe ich mich geärgert, weil man 12 Monate braucht, um die Anrechnung für den Facharzt zu erwerben. Ich habe mich damals unter Druck setzen lassen, weil mein Schwiegervater in spe als Internist und Belegarzt jemanden brauchte auf seiner Station und mein Partner einer Wochenendbeziehung auch reserviert entgegenstand. Deshalb habe ich nach 11 Monaten gekündigt und wechselte dort in das Belegarztkrankenhaus.

Innere braucht man immer. Ich habe auch gemerkt, wie wenig Chirurgen es drauf haben: „Diese kardiale Einstellung machen wir doch grade mal selbst." Ich habe gemerkt, dass diese Selbstüberschätzung zu Teil hanebüchen ist und fand das nicht in Ordnung und wollte mir eine breitere Grundlage erarbeiten, obwohl mir das Fach Innere nicht so sehr lag. Aber nach einem halben Jahr hatte ich das Gefühl, dass ich es bewältige und der Kollege endlich einmal mit seiner Familie in Urlaub fahren kann.

In dieser Woche hatte ich einen Termin bei meiner Gynäkologin, mit der ich befreundet bin. Sie ist für mich wie eine große Schwester. Ich besuchte sie in ihrer neuen Praxis, eigentlich nur so nebenbei. Ich wollte sehen, wie sie sich positioniert hat. Sie untersucht mich und sagt, da ist was: ein Tumor von 1 cm Größe am Gebärmuttermund und damit war von jetzt auf gleich klar, das ist nichts Gutartiges. Das war mir von Anfang an klar und damit hat sich innerhalb einer Woche mein ganzes Leben verändert.

Mein Verdacht hat sich bestätigt. Es lag auch eine Lymphangiosis carcinomatosa vor, d. h. es musste nicht nur eine Wertheim-Operation durchgeführt werden, sondern auch eine Bestrahlung, die mich mehr mitgenommen hat als befürchtet.

Damit war die anstehende Familiengründung hinfällig geworden, die von beiden Elternfamilien erwartet worden war, mit der befremdlichen Reaktion, jetzt könnt ihr ja gar keine Kinder bekommen!

Also nicht: Oh Gott, Eva, das tut uns leid, dass Du so eine schwere Erkrankung hast, wie sie auch immer ausgehen mag, sondern die Fokussierung auf das angehende Ehepaar, das einmal Enkelkinder produzieren wird. Es hat mich sehr verletzt, dass ich in diese Rolle gesteckt worden bin. Ich hätte natürlich auch gerne Kinder gehabt. Aber das wurde gar nicht wahrgenommen – als Person existierte ich anscheinend nicht.

Die Situation war auch insofern schwierig, als eine Tante meinte, ich solle sofort wieder arbeiten, um mich mit der Situation nicht auseinander setzen zu müssen.

Sie ist Psychiaterin und ich wunderte mich schon sehr über ihren Rat bei einer lebensbedrohlichen Erkrankung. Ich kannte die Zahlen der 5-Jahres-Überlebensrate und die Bedeutung der Lymphangiosis carcinomatosa genau. Also, ich war völlig erschüttert, wie mein medizinisch-ärztlich-psychologisch geschultes Familienumfeld mit mir umgegangen ist.

Ich habe aber erst einmal nicht gearbeitet wegen der Folgen von Operation und Bestrahlung. Direkt nach der OP hatte sich ein Lymphstau in den Beinen entwickelt, wo mir mein Umfeld überhaupt nichts dazu sagen konnte, außer dass es Lymphdrainage und Kompressionsbestrumpfung gibt.

Dass das Delegieren von Ärzten an Sanitätshäuser und Physiotherapeuten nicht gut funktioniert, ist mir erst in den folgenden Jahren klar geworden.

Andere Komplikationen wie Blasenprobleme haben sich gebessert. Vieles hat sich nach einiger Zeit normalisiert. Aber der Lymphstau nicht und das hat meine Belastbarkeit deutlich eingeschränkt. Ich musste überlegen, welchen Facharzt oder welche Richtung kann ich innerhalb des Arztberufs einschlagen.

Ich brauchte Zeit, um zu begreifen, dass ich mit den Veränderungen bis zum Ende meiner Tage leben muss. Das muss man erst einmal verarbeiten.

Es traten Komplikationen auf durch Lymphozelen, die den Ureter abgedrückt hatten mit Schienung der Ureteren und mehrfachen Punktionen der Lymphozelen. Im Hintergrund stand die Befürchtung eines Rezidivs, was nach einem Jahr gut möglich ist. Ich litt an starken Ängsten und Unsicherheiten, sodass ich mich auf einen Beruf gar nicht konzentrieren konnte.

Auch die Konstellation, dass kurz vor meiner Erkrankung die Familiengründung zur Diskussion stand, hat mir den Umgang mit der Krankheit und ihren Folgen nicht leichter gemacht. Zu diesem Zeitpunkt hatte ich mich zur Trennung von meinem Verlobten entschlossen; er hätte mich nicht verlassen. Aber von unseren Charakteren her hätten wir uns nur ganz schwer aus diesem Loch herausarbeiten können, zumindest konnte ich mir zu dem damaligen Zeitpunkt nicht vorstellen, dass wir eine neue Basis finden würden. Der ganze familiäre Überbau hätte uns das auch nicht leicht gemacht.

In dieser Zeit hatte ich eine halbe Forschungsstelle. Ich dachte, da habe ich nicht den direkten Patientenkontakt, keine Briefe schreiben, keine Wochenend- und Nachtdienste, kannst also zu deiner Therapie (Lymphdrainage) gehen. Aber, wie es halt so ist, man kann dort den ganzen Tag verbringen, und wenn das nicht reicht, „nehmen Sie noch die Nacht dazu" (O-Ton Chef). Forschung muss sein und dafür hat sich jeder aufzuopfern.

Es hat sich gezeigt, dass ich die Stelle nicht halten kann. Es gab immer wieder medizinische Komplikationen und ich war letztendlich froh, dass der befristete Vertrag auslief. Die Quittung für mein Jahr „auspowern" kam prompt. Ich bekam rezidivierende Erysipele und keiner wusste so richtig Bescheid. Nein, Frau Dr. L. hat es sofort erkannt, aber die langfristige Behandlung des Lymphödems war problematisch. Ich dachte, okay, ich bin Ärztin und habe noch nie in die Lehrbücher der Lymphologie geschaut. Ich habe ja eigentlich eine Krebserkrankung und es ist wichtig, dass ich das verarbeite. Aber dann hat sich der Schwerpunkt auf die Behandlung des Lymphödems und dessen Behandlung verschoben.

Ich habe mich informiert, wo gibt es Fachleute, Fachkliniken Bücher, Selbsthilfegruppen usw.

In der Friedberger Region gab es einen auf diesem Gebiet sehr engagierten Hautarzt, der sich mit dem chronischen Lymphödem intensiv beschäftigt und mich motiviert hat, einer Patientenvertretung beizutreten. Wir haben dazu einen Verein gegründet und uns großspurig Bundesverband Lymphselbsthilfe genannt und mit einem guten Team Angehöriger angrenzender Berufe den

Verein aufgebaut. Die Entwicklung umfasste Aktionen zur weiteren Gründung von Selbsthilfegruppen, Fachvorträge, Workshops für Patienten und Angehörige, Schulungstage, Aktivtage mit tollen Referenten, Sammlungen von Unterschriften usw.

Das war eine ganz fantastische Zeit mit ganz vielen, tollen Leuten. Wir konnten erfreuliche Ergebnisse vorzeigen. Ich habe selbst viele Informationen generiert und Kontakt geknüpft und ich fühlte mich wieder zufrieden und ausgelastet. Ich hatte beruflich wieder Fuß gefasst, denn ich stand ja finanziell im luftleeren Raum und wurde von meinen Eltern unterstützt. Aber als Frau Mitte 30 ist das eine unbefriedigende Situation. Arbeitslosengeld gab es nicht viel, auf Hartz IV hatte ich keinen Anspruch, einen versorgenden Ehemann gab es nicht.

Ich hatte allerdings wieder einen lieben Freund mit einer jetzt erwachsenen Tochter. Da fühlte ich mich wieder so gut, dass ich beruflich weiter machen wollte. Über den Ärztinnenbund und Dr. E. bekam ich Informationen zum Versorgungswerk und der Beantragung einer entsprechenden Rente. Es war klar, dass ich auf jeden Fall einen Arbeitsversuch machen musste und wollte.

Ich hatte mich bei einem internistischen Onkologen für Nachtdienste gemeldet und war auch ganz erstaunt, dass ich nach fast 10 Jahren gut zurechtkam, auch mit Schwestern und Patienten. Ich konnte mein Wissen gut anbringen, weil onkologische Patienten häufig an Lymphödemen leiden. Ich bemerkte, wie auch bei meiner 1. Stelle, dass die konsekutive Lymphproblematik einfach übergangen wurde.

Es stellte sich allerdings heraus, dass die statische Belastung durch das viele Stehen in Kombination mit der Kompressionsbestrumpfung und fehlenden Liegezeiten doch zu belastend war, besonders im Hochsommer. Es zeigte sich schnell, dass mir durch meine Erkrankung Grenzen gesetzt sind. Die Kollegen hätten mich gerne behalten, auch mit einer halben Stelle, aber ich fand an der hiesigen Blutbank die Möglichkeit, als Blutspende-Ärztin zu arbeiten. Das war eine Position, die ich früher schon einmal vehement als das Ende jeglicher Karriere abgelehnt hatte. Wider Erwarten hat mir die Arbeit sehr viel Freude gemacht.

Es zeigte sich, dass solche Nischen auch eine besondere Wichtigkeit und ihren Charme haben. Ich habe mich sehr wohl gefühlt, nettes Team, netter Chef, aber natürlich auch wieder Phasen mit sehr hoher Arbeitsdichte. Dann muss man wieder ranklotzen und kann sich nicht damit herausreden, dass man am Wochenende gerade wieder ein Erysipel hatte. Häufige Termine bei meiner Gynäkologin fielen auf und ich musste mich von Kolleginnen zusammenscheißen lassen, weil ich krankheitsbedingt nicht voll einsatzfähig war. Das hat mir ganz klar meine Grenzen aufgezeigt und ich habe mich dann entschlossen, den Antrag auf Berufsunfähigkeit einzureichen.

Bei den früheren Gutachten wurde meine Problematik immer etwas tief gehängt nach dem Motto: Was wollen sie denn, ihre Beine sehen doch noch gut aus.

Aber das Lymphödem betraf bei mir den gesamten Unterbauch und den Genitalbereich, was zu unterschiedlichsten Problemen führte.

Ich wollte die Kollegen meiner Arbeitsstelle nicht hängen lassen, da ich ja ursprünglich zur Entlastung eingeteilt worden war, aber ich habe gekündigt. Das war kurz vor der Privatisierung der Universitätsklinik Gießen und Marburg und ich war ganz froh, dass ich weg konnte. Aber die Stelle wurde natürlich nicht wieder besetzt. Insofern habe ich es mir unnötig schwer gemacht. Bis die Rente genehmigt war, hing ich finanziell wieder in der Luft.

Ich war immer die Meinung, dass der Schutz (Berufsunfähigkeit), der in unserem System existiert, nur im äußersten Notfall in Anspruch genommen werden darf. Ja, ich habe es mir unnötig schwer gemacht.

Allerdings bedeutet das für mich, dass ich nie mehr ärztlich handeln darf. Ich durfte auch die wöchentliche Herzsportgruppe nicht mehr betreuen, obwohl händeringend Ärzte gesucht werden.

Auch der Kurs „Selbstuntersuchung der Brust“ musste von mir aufgegeben werden.

Ich musste mit dem Arztberuf abschließen. Bisher hatte ich immer noch gehofft, eine Nische zu finden, die mir die Ausübung meines Berufes ermöglichen würde.

Weiter ausgeführt habe ich mein Ehrenamt beim Bundesverband Lymphhilfe: Korrespondenz, Internetauftritt usw. Ich war vom Vorstand diejenige, die Zeit hatte, Know-how und über Logistik verfügte. Zum Schluss war ich dort von morgens bis abends zugange, was mich persönlich befriedigt hat. Allerdings hatte ich auch mit vielen verzweifelten Patienten zu tun.

Es war eine schöne Aufgabe, die aber in einen stationären Aufenthalt mündete, weil mich die Tätigkeit zu sehr strapaziert hatte. Ich wollte den Vorsitz auch nach 10 Jahren abgeben und musste mir wieder einmal eingestehen, dass ich mich damit überfordert habe.

Ich habe es akzeptiert, den Beruf der Ärztin nicht mehr ausführen zu können. Dazu kenne ich die Belastungen zu genau, die mit diesem Beruf verbunden sind. Die andere Seite ist die, dass ich durch meine Erziehung und das hohe ärztliche Berufsethos immer sehr stark engagiert war und meine Grenzen zu wenig beachtet habe, auch wenn es sich „nur“ um ein Ehrenamt handelte.

Ich habe in diesen 10 Jahren einiges bewirkt für den Bereich Lymphologie und trete jetzt tatsächlich vollständig zurück. Ich werde mich nicht weiter engagieren, obwohl es objektiv gesehen nötig wäre; ich mache es nicht. Da müssen jetzt andere nachrücken. Der Vorstand wird sich wegen Nachwuchsmangels nicht halten können. Ich brauchte lange, bis ich das „verknuspert“ hatte.

Ich bin jetzt aber auch froh und glücklich damit, weil ich sehe, es geht an anderen Ecken auch wieder weiter. Ich muss und kann nicht alles machen, es gibt auch andere, die einspringen. Die werden es anders machen, aber so ist es halt.

Ich kann mich jetzt im Gegensatz zu meiner Berufszeit und den 10 Jahren mit dem Ehrenamt wieder meinen privaten Interessen widmen, die ich früher zurückgestellt hatte. Das gehe ich wieder an und denke auch über einen Ortswechsel nach und möchte einfach glücklich sein: ICH MUSS NICHT!

Es ist gut, nicht alles mit nach Hause zu schleppen. Man muss dafür sorgen, dass das Pflichtgefühl nicht mit einem durchgeht, dass man für ein unterstützendes Umfeld sorgt.

Man kann nur hoffen, dass einmal ein familiengerechter Arbeitsplatz auch in der Medizin Realität wird. Ärztinnen wollen auch Kinder haben und warum auf ein so elementares Menschenrecht verzichten? Früher haben das viele Ärztinnen gemacht oder sie haben im Beruf zurückgesteckt. Das war normal und das sollte heutzutage eigentlich nicht mehr nötig sein.

Junge Ärztinnen glauben, dass eine spezielle Vertretung von Ärztinnen nicht mehr notwendig sei. Sie ahnen nicht, wie wenig sich in diesem Bereich in den letzten Jahren geändert hat. Die Vorstellung, es wäre jetzt alles völlig gleichberechtigt, ist Unsinn.

Die hierarchischen Strukturen an der Uni waren sehr unangenehm, auch das Gerangel um wissenschaftliche Ehren, der Druck, wissenschaftliche Arbeiten zu produzieren. Wer nach dem Nachtdienst nach Hause geht, braucht gar nicht mehr zu kommen (Einschüchterungsversuche). Die Einstellungen der Chefs zu Frauen in höheren Positionen sind schlecht nach dem Motto: Wer gut ist, schafft es auch so.

Es ist klug, wenn man sich auf die Medizin einlässt, die eigenen Ressourcen realistisch einzuschätzen und sich gegen unmögliche Forderungen abzugrenzen.

Frau Dr. Iris G.

Ich bin am 16.08.73 in Amberg geboren; das ist in Bayern. Ich habe dort eine normale Grundschule besucht und ein musisches Gymnasium mit Klavier- und Saxophonunterricht; es war zwar eine staatliche Heimschule, aber ich war da nicht im Internat, sondern Stadtschülerin. Man war da aber trotzdem den ganzen Tag und hatte deshalb nicht so viel vom Elternhaus, sondern man war eigentlich mehr im Schulgebäude als zuhause, weil da integriertes Mittagessen und auch Nachmittagsbetreuung vorhanden waren; das war aber auch gut so.

Bis ich zur Schule ging, war es erst schwierig. Mit drei Jahren kam ich in den Kindergarten, weil ich bis dahin nicht sprechen, aber schon mit einem halben Jahr laufen konnte. Man dachte erst, ich sei Autist oder gehörlos, das war aber nicht der Fall. Weil ich schon so früh selber laufen konnte, habe ich mir alles selbst geholt und deshalb nicht gesprochen; das wurde dann im Kindergarten besser. Hatte aber zur Folge, dass ich auch erst mit sieben in die Schule kam. Ab da funktionierte alles ganz gut. Parallel zur Schule habe ich Leistungssport betrieben: Geräteturnen und Leichtathletik. Ich war deutsche Meisterin, bayerische Meisterin, im Geräteturnen, in der Leichtathletik, im Jahn-Neunkampf[2] und ich war in der Schulmannschaft; eigentlich jedes Wochenende in einem Wettkampf, jede zweite Woche in der Zeitung.

Erst in der elften Klasse wurde ich gut in der Schule, vorher hatte ich eigentlich immer gerade so das Klassenziel erreicht. Dann habe ich mein Abitur am Max-Reger-Gymnasium in Bayern gemacht und arbeitete erst mal in einem Krankenhaus in der Bäderabteilung. Was heute die physikalische Abteilung ist, war damals die Bäder- und Badeabteilung. Da habe ich neun Monate

[2] Ein Mehrkampf, bestehend aus: Sprung, (Stufen-)Barren, Bodenturnen, 100-Meter-Lauf, Weitsprung, Kugelstoßen, 100-Meter-Schwimmen, 25-Meter-Streckentauchen und Kunst-/Turmspringen

gearbeitet, bis ich in Stade bei Cuxhaven einen Schulplatz zur zweijährigen Physiotherapeutin-Ausbildung erhalten habe. Ich bin als 19-jährige nach Stade in ein Wohnheim gezogen und habe dort mit erst mal gar nichts meine Ausbildung angefangen, noch nicht einmal Bettwäsche hatte ich; das war am Anfang für mich sehr schwer. Dann ging ich für das klinische Anerkennungsjahr als Physiotherapeutin ins Universitätsklinikum Lübeck. Bevor ich in der Unfallchirurgie als Physio (Physiotherapeutin) übernommen wurde, war ich ein Jahr in der Schmerz- und Unfall-Chirurgie, in der Neurologie, Psychiatrie und in der Abteilung Innere Medizin. Eines Nachts habe ich geträumt, dass ich mich auf einen Studienplatz bewerbe und das habe ich danach tatsächlich getan, aber erst, nachdem ich anderthalb Jahre als Physio in der Unfallchirurgie gearbeitet hatte. Erst zwei Tage vor Ende der Bewerbungsfrist habe ich mich beworben und sofort einen Studienplatz für Medizin in Gießen erhalten. In Lübeck habe ich dann alles verkauft und bin wieder mit nichts außer einer Reisetasche nach Gießen gekommen. Innerhalb von einem Tag habe ich mir dann ein Zimmer und einen Job als Bedienung gesucht, damit ich im April '98 mein Studium im Sommersemester anfangen konnte. Parallel zum Studium habe ich bedient, wobei man sehr schnell merkte, dass Bedienen nicht unbedingt meine Stärke ist. Ein Gast, der im Café Türmchen saß, war Physiotherapeut und hat mich da angesprochen und dann habe ich eine Stelle in Wettenberg, genauer in Krofdorf-Gleiberg, als Physiotherapeutin erhalten; tagsüber habe ich also studiert und abends gearbeitet. Später habe ich parallel zum Studium die Doktorarbeit bei Prof. Gardner geschrieben. Mein Thema war die Untersuchung von Säuglingen, die leichtgewichtig auf die Welt gekommen sind, im Verhältnis zum Blutdruck und Diabetes. Das hatte zur Folge, dass ich in ganz Hessen bei den sechsjährigen Kindern die Schuleingangsuntersuchungen mitgemacht habe, parallel zum Studium und zur Arbeit als Physiotherapeutin.

Ich absolvierte erstes, zweites, drittes Staatsexamen und das PJ (Praktische Jahr) bei Prof. M. im Evangelischen Krankenhaus. Angefangen habe ich in der Chirurgie, dann Innere Medizin, und zuletzt noch Narkosemedizin, Anästhesie. Bin dann in die Parkklinik nach Bad Nauheim, weil es für mich leichter war, so den Sprung zu schaffen – menschlich. In der Physiotherapie ziehen alle an einem Strang; man kennt sich und schätzt sich als Mensch. In der Medizinerwelt habe ich festgestellt, das ist nur ein Gegeneinander, ein Hickhack, also war der Übergang von der Physiotherapi in die Welt der Chirurgie nicht ganz leicht. Und so kam ich dann eben erst mal ein Jahr in die Rehabilitationsklink, was ja doch sehr nahe an der Physiotherapie ist. Das wurde auch für den Facharzt anerkannt, erst danach bin ich zu Prof. M. in die Chirurgie und habe da ein Jahr Allgemeinchirurgie gemacht für die Ausbildung. Nach zwei Jahren Schulterchirurgie bei Dr. B. in Weilburg wechselte ich nach Wetzlar und blieb da vier Jahre, bis zum Abschluss der Facharztprüfung. Danach wieder zurück in die Klinik nach Bad Nauheim, wo ich jetzt leitende Oberärztin bin. Ich bin zufrieden mit dem, was ich erreicht habe. Das ist also mein bisheriger beruflicher Werdegang.

Der private Werdegang fing schon in Bayern an, das war nicht ganz einfach. Mit zwei Geschwistern hatte ich wenig Zeit für mich, (trotzdem) war ich viel allein. Da ich meine Geschwister hütete, konnte ich mich nicht groß um Freundschaften kümmern und ich war auch viel in der Schule und im Sport. Die ersten vier Jahre der Schulzeit galt ich als hyperaktiv, nachdem ich nach der Kindergartenzeit auch endlich mal sprechen gelernt hatte. Meine Mutter hat das gut gemacht, weil sie mich einfach in jedem Sportverein angemeldet hat, den es gab. Auch deshalb war ich im Leistungssport erfolgreich – und weil ich gerne getobt habe. Im Grunde hatte ich immer einen guten Freund, das war mein Torsten. Der war drei Jahre älter und eigentlich mein engster Vertrauter. Außerdem gab es noch eine Nachbarsfrau, mit der ich mich gut verstanden habe; und dann, auch für mich so ein

Mutterteil, mein Patenonkel – das waren meine Vertrauten. In der zweiten Klasse starb mein Patenonkel bei einem Unfall und in der dritten Klasse starb diese Nachbarin. Der Torsten starb dann, als ich vierzehn war, bei einem Autounfall, wo ich Gott-sei-dank nicht mit im Auto saß, was eigentlich anders geplant war. Das war sehr hart für mich, weil ich alle meine Bezugspersonen verloren habe, die für mich, neben meinen Eltern, sehr wichtig waren – aber es hat für mich so den Kopf geöffnet: Geh deinen Weg. Geh deinen Weg, du kannst dich auf nichts verlassen auf dieser Welt. Das hat zwar eine tiefe Verunsicherung hervorgerufen, aber es hieß auch: Geh deinen Weg. Du kannst immer alles wieder verlieren, was dir wichtig ist. Das war so der Punkt, sodass ich sehr viel an mir selbst gearbeitet habe, indem ich mich auf mich konzentriert habe. Nicht egoistisch, sondern schon in der Zeit einfach mein Ziel gesetzt habe: Ich werde Arzt. Ich wusste aber, dass ich erst mal etwas lernen muss – Physiotherapie – und erst dann studieren kann, weil ich zwei Geschwister habe und mein Vater Alleinverdiener ist. Das hat mich wahrscheinlich auch in allem wirklich geprägt, als dann im März mein erster Partner sich das Leben genommen hat und damit eine Partnerschaft, die auch sehr glücklich war, zu Ende ging. Ich hatte bis dahin gedacht, dass mein lebensbejahendes Wesen, trotz allem, was war, jemanden retten kann vor Depressionen. Aber ich musste mich eines Besseren belehren lassen. Wenn sich jemand fachlich nicht helfen lassen will, man ist in der Beziehung eben kein Arzt; das ist eine bittere Erkenntnis gewesen. Es war nicht ganz einfach, als ich im Nachtdienst erfuhr, dass der Partner sich das Leben genommen hat und man nichts machen kann. Aber, nach der anfänglichen Trauer, die ja auch normal ist, nachdem man ja auch jahrelang miterlebt hat, wie schwer er unter der Depression litt, habe ich meine Energie wiedergefunden und habe für mich als Frau festgestellt, dass man niemanden hat, der einem da helfen kann, sondern man kann sich nur selbst helfen, klar auch mit fachlicher Hilfe. Es sind dann nur Frauen, die einem

Unterstützung gewähren. Männer sind dafür, so böse es klingt, nicht zu gebrauchen. Anschließend habe ich meinen Facharzt gemacht und bin erst mal für mich selbst ausgestiegen – habe also nicht gearbeitet, hätte ich auch nicht gekonnt. Ich habe nur getaucht, das war für mich Meditation und Abschalten. Und als ich für mich gemerkt habe: Jetzt kann ich wieder, jetzt geht es wieder, habe ich durch Zufall einen wunderbaren Menschen kennengelernt; bin aber trotzdem nochmal weg, nochmal ins Ausland als Assistenztauchlehrer. Anschließend habe ich mich wieder beworben, und zwar in der Fachklinik, wo ich damals meinen Facharzt bekommen habe und der Chefarzt Doktor Müller mich von vorneherein wieder zurückhaben wollte. Er hat mich als Oberärztin eingestellt und mittlerweile bin ich leitende Oberärztin. Kurz darauf habe ich meinen Traummann Peter wiedergetroffen, dem ich früher schon mal begegnet bin, aber damals wollte ich von Beziehung nichts mehr hören. Wir haben festgestellt, wir gehören irgendwie zusammen und nicht geplant, aber durch ein schönes Wunder ist jetzt der kleine Felix am 12.01.2015 auf die Welt gekommen. Jetzt habe ich bestimmt vieles vergessen, weil mein Leben immer sehr bunt war und man viel erlebt und gesehen hat. Wenn ich das jetzt so Revue passieren lasse, muss ich sagen, als Physiotherapeutin habe ich wirklich gern gearbeitet, gern gelebt; das war ein schönes Mitarbeiten. Die Facharztausbildung, fast nur unter Männern, was der Ausbildung die Richtung schon vorgibt, muss ich sagen, habe ich nur überlebt. Also, wenn ich jetzt nochmal drüber nachdenke, frage ich mich, wie ich das in dieser Ellbogengesellschaft überhaupt durchstehen konnte; man musste immer doppelt so gut sein, aber ich hatte trotzdem immer das Glück, dass die Chefs hinter mir standen. Zum Teil zehn bis vierzehn Kollegen, vielleicht mal eine Kollegin, das war immer nur ein Gegeneinander und ein Gemobbe von allen Seiten. Es war zum Beispiel in einer Klinik so, dass ich jeden Tag frühmorgens meine Kitteltaschen ausgeleert habe, weil ich Angst hatte, dass man mir irgendwas in die Tasche steckt, zum Beispiel Blutabnahmen oder so was, sodass man mir unterstellen könnte, ich hätte was vergessen. Ich habe wirklich alles kontrolliert und das sind so Dinge, wo man wirklich sagen kann: überlebt.

Die Position als leitende Oberärztin war für mich eine Ehre. Während meiner ganzen Facharztausbildung, egal, wie schwer sie war, hat mich Prof. Müller aus der Parkklinik Bad Nauheim begleitet: Im ersten Jahr habe ich bei ihm angefangen; im zweiten Jahr aber, als ich im EV war, wo die Kollegen zum Teil wirklich auch falsch waren, als es um Operationen ging, die jeder für den Facharzt braucht, da wollte ich schon oft aufhören. Dr. Müller hat mich da immer bekniet, weiterzumachen – ich müsste da durch; dafür bin ich ihm auch dankbar. Auch die zwei Jahre in Weilburg, wenn man dann um 16 Uhr eigentlich Feierabend hatte, aber um 21.30 dann immer noch da war, jedes zweite Wochenende Dienst hatte, in Wetzlar genauso, wollte ich oft aufgeben. Dr. Müller war immer derjenige, der gesagt hat: Weiter geht's, das schaffst du, und dann kommst du zurück. Als ich dann auch meine Doktorarbeit verteidigt habe, stand er vor der Tür und hat mir gratuliert und hat gesagt: Ich bin stolz auf dich! Als väterlicher Freund. Als ich meine Facharztprüfung abgelegt habe, stand er wieder vor der Tür und hat mir die Hand gereicht und meinte: Ich bin dein väterlicher Freund, das hast du gut hingekriegt, das hast du gut gemacht und jetzt brauche ich dich zurück.

Dann bin ich vom Facharzt gleich zum leitenden Oberarzt aufgestiegen; das war schon ein großer Sprung. Im ersten Moment, als ich festgestellt habe, dass das jetzt sehr viel administrative Tätigkeit ist und auch viel Coaching beinhaltet, war das am Anfang schon schwierig; Dr. Müller stand aber auch da wieder hinter mir, dafür bin ich ihm sehr dankbar. Mittlerweile habe ich mich in die Rolle als Leitung auch eingefügt, dass ich jetzt eine andere Funktion habe, dass ich jetzt selbst sagen muss, was andere zu tun haben und nicht umgekehrt. Das war am Anfang schwer für mich.

Was mir geholfen hat, war, dass ich mich von meiner Schwester coachen ließ; sie ist Coach, sie weiß wie man zum Beispiel Gespräche führt, auch wenn die zum Teil laut werden, einfach niemanden zu verletzen und sachlich zu bleiben. Nach einem halben Jahr ging das ganz gut und ich bin glücklich in dieser Position. Mittlerweile merke ich auch, dass mein Chef froh ist, dass eine Frau seine leitende Oberärztin ist, weil die einfach manchmal viele Dinge ganz anders sieht und an den Menschen ganz andere Dinge wahrnimmt als er. Das ist eine gute Zusammenarbeit.

Jetzt, hier in der Parkklinik, bleibt mir auch noch Zeit für mich. Es gibt keine Wochenenddienste und das ist auch sehr schön. Die Rufbereitschaft ist so organisiert, dass die sich sowohl der Chefarzt, als auch ich teilen. Wir geben auch deshalb nicht alles an die Assistenten ab, weil wir auch zeigen wollen: „Wir sind ein Team. Wir halten zusammen. Wir gehören zusammen." Das läuft ganz gut, wenn wir genauso viel wie alle anderen die Rufbereitschaft übernehmen. Ich komme pünktlich raus, was ich sehr schätze und habe natürlich auch das Privileg, dass ich auch manchmal später kommen kann, aber trotzdem ist es so, dass man nicht massiv viele Überstunden hat und es gibt keinen, der die Augen verdreht, wenn man eher geht, weil man an anderen Tagen länger bleibt – das ist in Ordnung, ein schönes Arbeitsklima, ein schönes Arbeitsfeld und wenn man jeden Tag aufsteht und gerne hingeht, ist es sehr schön, weil es in den vorherigen Kliniken oft viel Überwindung kostete, überhaupt noch hinzugehen. Aber man verfolgte sein Ziel, die Facharztausbildung zu beenden. Jetzt fahre ich jeden Tag gerne zur Arbeit – das ist letztendlich der Punkt.

Frau PD Dr. Dr. Heidrun S.

Ich bin geboren am achten März 1973 in Friedberg in Hessen und bin aufgewachsen in einem kleinen Ort in Hessen – einem katholischer Ort, sage ich mal, in einem relativ behüteten Elternhaus und was man da so durchläuft: Kindergarten, Grundschule. Ab der fünften Klasse ging es in Bad Nauheim ins Gymnasium, da war ich auf der katholischen St. Lioba Schule. Meine Mutter ist Lehrerin und mein Vater Ingenieur. Niemand aus der Familie ist irgendwie aus dem medizinischen Bereich, also bin ich die Erste, die da so aus eigenem Interesse die Fühler ausgestreckt hat. Das war schon irgendwann auf dem Gymnasium so. Klar, es wird erwartet, dass man studiert, oder man möchte das auch selber. Es gab nicht viele Alternativen, ehrlich gesagt, aber welches Fach, war eigentlich egal. Man überlegt sich dann halt nach und nach, wo liegen die Stärken, wo liegen eher die Schwächen – das Sprachliche Segment, Französisch, Latein, das ging so leidlich. Es war mehr so der naturwissenschaftliche Bereich, der mich interessierte: Mathe, Bio, Chemie, Physik. Das lief immer gut, sodass ich auch wusste, okay, es wird später mal in diesen Bereich gehen. Das Medizinische selber, nicht nur das rein Naturwissenschaftliche, sondern vielleicht auch das, was viel dazugehört, das Zwischenmenschliche oder das Sich-Kümmern um andere, das habe ich schon früh gemerkt, dass ich da gerne auch beruflich etwas machen wollte, was eben mit Menschen zu tun hat, also irgendwie einen helfenden Beruf. Dazu gehören ja auch Krankenschwester oder Ärztin. Das steht natürlich hoch im Kurs, sodass es dann schon in die Richtung ging.

Allerdings muss man sagen, dass ich nicht gern so fleißig war in der Schule. Ich habe kein Einser-Abitur gemacht, sodass dieser Weg nicht ganz eben war und man nicht direkt einen Studienplatz bekam. Abitur habe ich im Frühjahr ´92 gemacht. Die Studienplätze wurden über die ZVS vergeben und in Kombination mit dem „Medizinertest“ gab es dann so eine Durchschnittsnote und aufgrund der Abiturnote mit 2,1 war da kein direkter Zugang zur Medizin oder zum Zahnmedizinstudium möglich. Und dann war da so ein bisschen auch der Vorschlag oder auch das Drängen, vielleicht von meinen Eltern, den Lehrerberuf ins Auge zu fassen, weil das doch für Frauen auch so eine ganz nette Kombination ist: Vormittags in der Schule arbeiten und nachmittags dann um die Familie kümmern. Ich habe dann auch angefangen, Mathematik und Biologie auf Lehramt für das Gymnasium zu studieren. Das war dann 92/93 ein Semester und das hat mir auch Spaß gemacht, das ist mir auch nicht so schwergefallen. Das hätte ich vielleicht auch weiter gemacht, aber wenn man dann nach und nach ja auch ein bisschen erwachsener wird und weiter darüber nachdenkt: „Kann man sich vorstellen, wieder in die Schule zurückzugehen?“ In dem Sinne natürlich „auf der anderen Seite“, aber vor den Schülern zu stehen, das war vielleicht nicht so ganz meins. Und dann habe ich versucht, noch mehr in die Biologie einzusteigen und war bei der Studienberatung, was mir zum Teil auch sehr geholfen hat. Die haben mich nämlich Richtung Biologie ein bisschen abgebremst und gesagt: „Ein reines Bio-Diplomstudium hat später nicht so viele berufliche Möglichkeiten.“

Also man kann an der Uni arbeiten, aber Richtung Mikrobiologie und so weiter, aber Stellen gibt es natürlich nicht wie Sand am Meer, sodass ich auch davon ein bisschen Abstand genommen habe. Dann habe ich einfach mal ein bisschen Glück gehabt im Leben; das gehört vielleicht dazu. Obwohl ich es gar nicht erwartete, habe ich einen Studienplatz (in Medizin) bekommen; eigentlich war das auch witzig. Ich weiß nicht, ob es dazu gehört, aber ich erzähle es trotzdem (*lacht*). Ich war im Urlaub mit Freundinnen, in Marokko. Also wir fühlten uns natürlich nach dem Abitur alle stark und alle top. Wir müssen durch die Welt reisen und auch mal das machen, was die Eltern nicht so wollen und Marokko ging ja noch. Wir sind da unten drei Wochen mit dem Auto durch die Gegend gefahren

– ich habe eigentlich auch gar nicht zuhause angerufen, weil wir gesagt haben, wir melden uns nicht. Dann habe ich aber doch einmal kurz angerufen, in ganz staubigen Telefonzellen am Rand irgendeiner furchtbaren Straße, das weiß ich noch wirklich bildlich. Ich habe zuhause angerufen, um zu sagen, dass ich gesund bin, und so weiter und dann waren meine Eltern ganz hektisch und haben gesagt, dass sie jetzt hier einen Brief geöffnet haben, einen ganz wichtigen Brief, ich hätte nämlich einen Studienplatz. Und ich müsste den aber innerhalb von einer Woche annehmen, weil das im Nachrückverfahren war – ich hätte einen Studienplatz für Zahnmedizin bekommen. Was denn jetzt wäre, ob ich das wollte?! Und dann habe ich einfach auf dieser staubigen Straße mitten in Marokko gesagt: „Ja, ich will!"(*lacht*). Und das Beste war dann noch, dass meine Eltern den Studienplatz für mich angenommen haben, das war in Ordnung. Da die Einführungswoche schon begann – das ging im Nachrückverfahren zackig – ist dann meine Mutter dahin gegangen. (*lacht*) Also es war schon ein Spaß mit den ganzen Studenten und dann mit dem kleinen Köfferchen mit den Abdruckmaterialien. Zahnmedizin ist ja so sehr verschult und sehr technisch, auch mit den ganzen zahntechnischen Sachen. Da ist meine Mutter mit meinen zukünftigen Kommilitonen eine ganze Woche mit in der Zahnklinik gewesen, weil mein Rückflug erst knapp vor Semesterbeginn war. Das war schon nett; also ich bin dann einfach mitten rein gestolpert. Das weiß ich noch: Ich kam dann aus dem Urlaub und war im ersten Semester Zahnmedizin total entspannt. Ich war einfach nur glücklich, weil ich dachte: „Oh, jetzt geht es endlich los mit dem, was ich machen wollte." Und: „Mich kann jetzt hier nichts mehr treffen; ich habe jetzt meinen Studienplatz und das ist jetzt so."

Aber dann ist man wieder die Kleinste und fängt wieder von vorne an. Das ist ja auch schön, was Neues anzufangen. Aber, schon in der ersten Woche Zahnmedizin wurden Namensschilder ausgeteilt. Für Erstsemester war das Namensschild grün. Ab dem fünften Semester, nach dem Physikum, hat man ein rotes Schild bekommen. Die Bedeutung der Schilder war folgende: Mit grünem Schild darf man nicht Aufzug fahren, sondern muss die Treppe laufen, und wenn man ein rotes Schild hatte durfte man den Aufzug nehmen (*lacht*). Also bei den Vorklinikern in der Zahnmedizin war es richtig verschult. Es gab auch so eine Art Spind-Kontrolle. Wir saßen im Labor, in das Frau Prof. S. zu uns kam. Sie hat dann wirklich kontrolliert, ob unsere Instrumente alle geputzt und in der richtigen Reihenfolge in diesen Schubladen lagen: Großes Wachsmesser, kleines Wachsmesser, le Grand, Kandolor und alle Instrumente für die Werkstoffe. Die mussten geputzt sein, keine Krümel drauf. Ja, das war schon nochmal so ein bisschen Reset. Aber es hat nicht geschadet und im Gegenteil: Je mehr man Ordnung bei sich hatte, desto besser und schöner wurden später auch die technischen Arbeiten. Und man erinnert sich daran, wenn ich heutzutage auch die 3D-Schienen und die Bohrschablonen für meine Implantatpatienten selber mache, auch wie damals mit diesen Instrumenten, mit denen man im ersten Semester angefangen hat: Wie habe ich Modelle ausgearbeitet? Das muss ordentlich aussehen. Ich kann keine schöne, hurtige Arbeit an einem Patienten machen, auf einem Modell, was nicht in Ordnung ist; das geht nicht, das muss von Schritt eins an gut sein. Ich weiß nicht – aber das ist irgendwann so hängen geblieben. Ja und dann geht man wirklich dieses Zahnmedizinstudium wunderbarerweise an, hofft immer, dass man nicht durchfällt und dass es am Ende immer klappt. Das war schon schön – und dann das Vorphysikum erst mal. Vielleicht trifft man den einen oder anderen – das gehört auch dazu, gerade wenn man als Ärztin spricht, dann trifft man vielleicht auch mal Professoren, die einem mehr in den Ausschnitt gucken als auf das Wissen, das man vielleicht hat. Auch das ist mir im Laufe des Weges im Vorphysikum mal so ergangen; also, nicht schlimm, aber ich glaube, Männer mussten sich damit noch nie auseinandersetzen (*lacht*). Oder?

Also ich bin jedenfalls nicht durch das Vorphysikum gefallen (*lacht*). Man kann das ja vielleicht auch für sich ausnutzen, wie auch immer; keine Ahnung. Aber es gibt einfach einen Unterschied zwischen Männern und Frauen, in dem was einem alles so begegnet. Ja und dann macht man auch Vorphysikum. Ein bisschen geliebäugelt habe ich auch immer mit der Medizin. Weil einige meiner Freundinnen aus der Schule, die hatten ohne Umwege einen Medizinstudienplatz bekommen; die haben dann schon ordentlich losgelegt und ich wollte das ja eigentlich auch gerne, habe aber so ein bisschen den Umweg über die Zahnmedizin genommen. Was kein übler Weg war, denn die Zahnmedizin verbindet den medizinisch-theoretischen Teil sehr gut mit dem praktischen. Also wir haben schon ganz am Anfang an diesen technischen Dingen gelernt und dann auch ab dem Physikum im fünften Semester. Nach dem fünften Semester Zahnmedizin macht man Physikum und im sechsten Semester gab es dann so einen Phantomkurs. Da musste man an Kunststoffzähnen Löcher bohren und füllen und es geht ab dem siebten Semester direkt an den Patienten. Und da war ich natürlich dann im Vergleich zu den Medizinern weit vorne; ich hatte dann plötzlich schon erste lebende Menschen gesehen. Und man darf unter Aufsicht – man hatte immer einen zugeteilten Assistenten – Behandlungen vornehmen. Die ersten kleinen Füllungen, die ersten Wurzelkanalbehandlungen, was so anfällt, bis man dann später, so Richtung achtes, neuntes Semester, dann auch schon Zähne ziehen darf. Und das ist natürlich dann so ein Highlight im großen OP mit assistieren und so. Und so ab dem achten, neunten Semester, wo man dann Vorlesungen in der Chirurgie hört, da wurde dann klarer: Okay, in welche Richtungen teilt es sich jetzt nochmal auf? Werde ich jetzt Feld-, Wald- und Wiesenzahnarzt, Allrounder oder was auch immer, oder bin ich noch ein bisschen mehr? Will ich noch ein bisschen mehr lernen? Und das kam dann recht fix raus, dass ich sagte, ich möchte nicht gleich eine Praxis haben. Ich will an der Klinik noch etwas machen und ich will, glaube ich, noch einen Facharzt.

Also, es reicht mir noch nicht. Dieses Gefühl hatte ich immer. Gebt mir noch ein paar Bücher, das kann jetzt so noch nicht fertig sein. Und habe dann auch Famulaturen gemacht in der Chirurgie und habe mir das immer so ein bisschen offengehalten, ob man noch die Medizin dranhängt. Leider ging beides damals nicht parallel zu studieren. Jetzt geht es wieder, jetzt ist es wieder offen. Aber damals hat die ZVS gesagt: Ein Zahnmediziner darf nicht gleichzeitig einen Medizinplatz belegen, weil es nicht genügend Plätze gibt und es kann ja sein, dass wir den Medizinplatz lieber an jemand anderen geben, sodass ich es nicht parallel studieren konnte. Und dann habe ich erst das eine fertig gemacht und mich parallel gleich weiter beworben für Medizin. Das war dann einfacher, einen Studienplatz zu bekommen, weil man in Zahnmedizin schon eine Note hatte, und dann wurde aufgrund der Note in Zahnmedizin und der Begründung, warum man das machen möchte, gesagt: Wenn man in das Fach Mund-, Kiefer-, Gesichtschirurgie gehen möchte, braucht man einen Medizinstudienplatz. Dann gab es ein Punktesystem und es ging relativ fix, aber ich habe nicht einfach nur angefangen zu studieren. Ich hatte erst noch meine Doktorarbeit im achten oder neunten Semester in der Oralchirurgie angefangen, also auch schon etwas Chirurgisches, weil ich gesagt habe: Komm, du musst da die Leute kennenlernen, ich muss die irgendwie mehr fragen, was die da machen. Das ist ja der zahnärztliche Facharzt für Chirurgie, der heißt „Fachzahnarzt für Oralchirurgie„. Die machen quasi nach dem Studium drei Jahre Ausbildung und dann können die oralchirurgische Sachen in der Mundhöhle machen. Und ich dachte: Okay, das ist auch ganz nett, da will ich meine Doktorarbeit machen. Deshalb habe ich parallel in den Semesterferien meine Patienten nachuntersucht und dann angefangen etwas zu sammeln – und das zieht sich ja dann immer so ein bisschen. Nach dem Studium habe ich alles fertig zusammengeschrieben. Das war '98, als ich Examen gemacht hatte und im Winter '99 war es dann eingereicht und fertig. Da hatte ich schon mal einen Kontakt in die Oralchirurgie. Da gab es noch einen ganz tollen Professor K., einer vom alten Schlag. Der hat noch mit Fliege Vorlesung gemacht und wenn wir hinten geschwätzt haben, dann haben wir immer (*lacht*) Sonderaufgaben bekommen und mussten in der nächsten Stunde ein Kurzreferat halten über ein bestimmtes Thema. Aber das hat nicht geschadet; ich habe auch mal eins machen müssen, das ist so. Die Mädels schwätzen halt immer ganz gerne; bei dem hatte ich so ein bisschen nachgehört. Es gab keine Stellen in der Oralchirurgie für die Facharztausbildung – das waren auch wieder ein paar Steine im Weg. Es gab dieses Modell, dass man sich extern querfinanzieren lässt über eine Art Drittmittelstelle. Anderen Kollegen, die vielleicht ein bisschen reichere Eltern, möglicherweise mit eigener Firma haben, wurde gesagt: Okay, das Bübchen, das macht jetzt eine Studie über das und das und wir finanzieren das über Drittmittel. Und dann ging das Geld so einmal im Kreis und der Bub hat die Stelle gehabt. Gut (*lacht*), das ging ja nicht so gut bei mir und das wollte ich auch irgendwie nicht oder ich kam da nicht rein; ist mir aber auch egal. Ich will aber was arbeiten und habe dann von Dezember '98 bis April '99 einfach als Gastärztin gearbeitet, also einfach unentgeltlich. Aber ich habe gesagt: Ich bin ja fertig mit meiner Approbation, ich möchte einfach mitarbeiten und operieren lernen; das ging ja und dann habe ich geschaut, wo schert man ein.

In der Zeit habe ich jemanden kennengelernt, der zuerst Medizin studiert hat und danach Zahnmedizin; der hat da gerade sein Zahnmedizinpraktikum in der Abteilung gemacht und gesagt: Mensch, willst du nicht mal fragen? In der Mund-Kiefer-Gesichtschirurgie, da arbeite ich nämlich, die unterstützen da, ein paralleles Studium zu machen, das ist aber richtige Chirurgie. Willst du da nicht mal nachfragen? Ich habe selber gar nicht so daran gedacht. Auf jeden Fall habe ich dann meine Bewerbung da unten abgegeben; da gab es erst auch keine Stelle, aber da muss man einfach immer dranbleiben: So ein bisschen hartnäckig sein und jede Woche mal anrufen, ob man doch vielleicht schon zum Bewerbungsgespräch mal kommen könnte; dann ging das ganz leicht Stück für Stück. Nicht ganz von alleine vielleicht, aber als ich da vorgesprochen hatte, hieß es: „Nein, wir haben jetzt nichts.", aber ich könnte schon mal, sagen wir mal aushilfsweise, mitmachen; das habe ich gemacht und habe dann eine ⅓-Stelle bekommen. Na ja, das ist auch nicht viel. Wird leider auch nicht für den Facharzt angerechnet, wie ich erst hinterher wusste, aber das war mir eigentlich egal. Und dann habe ich halt (*lacht*) für ein Drittel des Geldes immer ganz gearbeitet; und das hat auch Spaß gemacht; das war auch gut. Aber man muss viele Dinge erst noch lernen. Ich habe dann auch zu meinem damaligen Chef, Prof. R., gesagt: Okay, ich habe jetzt hier eine ⅓-Stelle, das sind ja soundso viele Arbeitsstunden, wann soll ich denn kommen? Und dann sagte er: „Na, sie fangen hier jeden Tag um 7 Uhr 30 an und hören auf, wenn es hier fertig ist." Sie lacht. Das war dem völlig egal, wie viele Stunden das waren, aber insofern war das schon auf Gegenseitigkeit in Ordnung, ich durfte ja zum Studium. Ich hatte ja meinen Medizinstudienplatz und musste zu meinen Kursen gehen. Ich war nicht in allen Vorlesungen, das ging gar nicht. Die Pflichtkurse habe ich natürlich alle geschafft. Hin und wieder hat einer auch mal für mich eine Unterschrift irgendwo hingesetzt, wenn es nicht ging. Und das war zwar stressig, aber ich hatte relativ früh viele Möglichkeiten, auch schon mitzuoperieren. Wo hat man das schon? Die Abteilung ist ganz klein. Die hatten damals nur einen Oberarzt und ich glaube wir waren vier, fünf Assistenten. Zwei davon waren zur Hälfte im Studium, noch ein Kollege und ich. Und die anderen waren da voll beschäftigt. Das heißt, die waren froh um jeden Mann, der da mal ein paar Haken halten konnte und wenn man das ein paar Mal gemacht hat, durfte man das nächste Mal schon irgendwelche Metallplättchen irgendwo entfernen; das sind natürlich die Highlights. Wenn man sich dann einfach angeboten hat und gesagt hat: So, ich bin jetzt von meinem Kurs wieder zurück! Zack, einfach in den OP gegangen und da war schon irgendwo Arbeit. Da ist schon immer irgendwo etwas abgefallen, was man operieren konnte. Ich sage mal, immer durch eigenes Interesse die richtige Lücke sehen und dann ist man da irgendwo reingerutscht. Irgendwann während des Studiums wurde die ⅓-Stelle auf eine halbe erhöht und erst nach dem Studium auf eine ganze. Aber so zieht es sich eigentlich immer durch mein ganzes Leben, dass man schaut, wo man reinrutschen kann. Man hat auch bestimmte Sprechstunden, Spezialsprechstunden wurden ja verteilt. Was weiß ich: Die eine bestimmte Sprechstunde macht immer der Oberarzt. Die anderen Sprechstunden macht natürlich der Chef und dann gibt es noch weitere Untersprechstunden, Traumatologie, Lippen, Kiefer, Gaumenspalten, Implantologie. Ein Kollege ist aus der Klinik weggegangen, nachdem ich so ungefähr ein knappes Jahr da war, und der hatte die Implantat-Sprechstunde, einmal die Woche. Da war die Implantologie noch nicht so beliebt, das ist ja heutzutage ein ganz anderer Hype geworden. Aber damals haben meine anderen Kieferchirurgen-Kollegen gesagt: Ach, das ist so was Zahnärztliches mit den Implantaten, das wollen wir nicht, wir sind hier die großen Kieferchirurgen, wir operieren lieber die großen Tumoren und die Kieferfrakturen und so – und plötzlich war diese Sprechstunde frei. Und da habe ich gesagt: Ja, dann mache ich die. Ich war da der jüngste Assistent und dann haben die gesagt: Ja, kannst du machen. Heutzutage wollen natürlich alle die Implantat-Sprechstunde machen, aber damals wollte keiner. Ich hatte ja auch noch nicht so viel Ahnung, wenn man da gerade ein Jahr gearbeitet hat, aber ich arbeitete mit dem Chef zusammen; der hat immer mal geguckt. Ich musste immer alle Fälle vorstellen und sammeln und gucken und dann haben wir die Planung gemeinsam gemacht. Ich meine, das war ein 1:1-Unterricht. Und dann kommt man natürlich in den Genuss, muss man ein paar Mal assistieren und irgendwann fallen einfach mal ein paar Implantate ab, die man selber machen darf. So hat man sich irgendwie rein gewurstelt. Mir war das damals auch nicht klar, dass gerade dieses Feld später so wichtig wird. Oder jetzt im Moment ein Drittel meines Behandlungsspektrums mit vielen anderen weiteren Maßnahmen erfüllt, die da in der Implantologie jetzt dazu gehören, wo man eigentlich am Anfang mehr oder weniger mal so rein gestolpert ist.

Das Ding ist: Ich habe die anderen Sprechstunden auch alle durchlaufen; was ich auch sehr gerne gemacht habe, war dann irgendwann dabei, Lippen-Kiefer-Gaumenspalten bei den Kindern zu operieren. Das war immer sehr nett, weil man die über einen längeren Zeitraum, über Jahre, betreut und eben den Verlauf sieht: Am Anfang war das so ein kleiner Stöpsel mit der offenen Lippe und der schiefen Nase und irgendwann kommt er dann mal rein und ist Kindergartenkind, und die Eltern sind ganz happy und so. Das war auch schon ganz schön.

Das ist so die Kieferchirurgiezeit in Gießen mit den Sprechstunden von Anfang an; was man am liebsten macht, wie die Chirurgen – vielleicht sind die alle ein bisschen einfach gestrickt, das weiß ich auch – nicht wie die Internisten oder die Neurologen (*lacht*). Die Chirurgen, die wollen immer operieren; das ist ja auch schön, weil bei den meisten Dingen der Erfolg relativ bald sichtbar ist – das ist ein nettes Geschäft. Wenn einer kommt und hat eine dicke Backe und das ist ganz krass sichtbar: Man schneidet in den Abszess rein und dem geht es am nächsten Tag schon besser. Der bedankt sich und alles ist super. Das ist sehr schön, also man kriegt viel zurück. Auch das war das, was mir immer sehr viel Freude gemacht hat, aber auch mit den Patienten. Also das Helfen ist immer was gewesen, was ich über all die Zeit, vom Studium bis jetzt, eigentlich immer mitgenommen habe. Es steckt auch ein bisschen der Idealismus dahinter, was man verändern kann. Ich erwähne es deshalb, weil ich glaube, es gibt vieles, auch wenn ich jetzt viel von Implantaten gesprochen habe, wo es viel um Geld und Kommerz geht und viel Buhei und große Worte gemacht werden und das muss nicht immer sein. Das Spektrum ist auch mit der Implantologie noch breit genug, sodass man den Menschen helfen kann. Auch mit Implantaten kann man helfen, aber in der Tat: Es stirbt keiner, wenn er keines hat, um das mal auf den Punkt zu bringen.

Aber das ist was, was ich mir auch irgendwie behalten möchte. Ich war dann von '98, Anfang '99 bis 2011/12 zwölf Jahre an der Klinik. Da durchläuft man die verschiedenen Stadien und was man alles so machen darf. Am Anfang ist man immer beim Operieren und dann auf Station. Irgendwann wird einem die Station langweilig und nach und nach kommen auch so ein bisschen oberärztliche Tätigkeiten, OP-Plan und die Administration und Organisation des Ganzen, Dienstpläne und so weiter mit dazu. Das fand ich anstrengend, als Oberarzt hatte ich oft das Gefühl, man kommt weiter weg vom Patienten. Man hat schon seine Patienten und operiert ja auch viel, aber man ist nicht mehr immer so ganz nah dran, so wie als junger Assistent, der quasi die Anamnese macht, Blut abnimmt, hinterher die Fäden zieht und einen direkteren Kontakt zu den Menschen hat. Der Oberarzt ist so ein bisschen in der Position, immer die Sitzungen zu organisieren, die Röntgenbesprechungen, muss immer dem Chef hinterherlaufen, dass der Entscheidungen trifft, oder er muss selber die Entscheidung treffen und so weiter, das ist alles mehr Planung und Vorbereitung. Was auch gut war, aber das Direkte am Patienten, das hat mir schon immer gefallen. Und jetzt, wenn sich der Kreis so ein bisschen schließt, jetzt bin ich in der Praxis, jetzt bin ich wieder sehr nah dran. Es kommt alles Mögliche rein gestolpert in meine Praxis und ich glaube, vielen helfen zu können und das direkte Ergebnis ist das, was man zurückbekommt von den Menschen. Das macht zum großen Teil aus, weshalb der ärztliche Beruf sehr schön ist. Man operiert viel, man quatscht viel in der Klinik, man organisiert auch viel.

Was ich noch nicht erzählt hab, ist die wissenschaftliche Seite. Es geht ja hier auch ein bisschen um die Wissenschaft. Ohne die Wissenschaft geht die Medizin nicht. Es gab ja immer wieder Versuche, das finde ich ganz schlimm, die Zahnmedizin als Ausbildungsberuf an die FH zu bringen, also von der Universität abzuschieben; da bin ich strikt dagegen. Auch, wenn das vielleicht billiger wäre und dann später die Sachen billiger sind oder wie man auch immer das nennt; das ist ganz schlecht. Natürlich gibt es Zahntechniker. In den USA gibt es das auch oft, dass Patienten einfach nur zu einem Techniker gehen und dann erhalten die irgendeinen Zahnersatz von einem Techniker gemacht oder irgendeine Verankerung oder so etwas. Das finde ich nicht gut, denn an jedem Zahn hängt halt ein ganzer Mensch dran – also mit einem Herz, mit einer Herzerkrankung, mit einem Kopf, Gehirn, mit einer Psyche, mit Ängsten. Da kann ich nicht meinen Bausatz nehmen, von irgendeiner Technik aus der Schublade, da habe ich die Größen A bis F und dann passt dem Patienten irgendetwas. Das geht auf gar keinen Fall und ich glaube, da können viele Fehler entstehen. Kleinere sind zum Beispiel, wenn der Patient herzkrank ist, und man spritzt ihm etwas und der bekommt einen anaphylaktischen Schock oder Herz-Rhythmus-Störungen, Nachblutungsgefahr, andere Medikamente mit Nebenwirkungen oder Wechselwirkungen mit dem, was ich so mache. Und deshalb muss die Zahnmedizin unbedingt im Windschatten der Medizin segeln und es muss auch weiter wissenschaftliche Forschungen und Arbeiten darüber geben, was es ja Gott sei Dank auch gibt. Also ich glaube, das ist jetzt schon wieder vom Tisch, aber das kommt immer mal wieder – politisch wird das immer wieder auf den Tisch gebracht. Wenn man an der Uniklinik arbeitet, irgendwann kommt das Wissenschaftliche natürlicherweise, ohne dass man groß gefragt wird. Sei es: „Heute ist gerade keiner da, der die Vorlesung macht. Könnten Sie vielleicht gerade die Vorlesung machen?“ So ist dann der erste Schritt. Der Oberarzt ist nicht da und der

Assistent bekommt das Thema in die Hand gedrückt und es wird gesagt: „Die Vorlesung fängt in einer halben Stunde an, kannst du bitte mal was über Frakturen erzählen." Meistens gibt es ja irgendeine Vorlesung, mit ein paar Daten und dann muss man halt irgendetwas erzählen und einen Patienten noch mit in die Vorlesung nehmen. Das war am Anfang immer sehr aufregend (*lacht*), weil man ja kaum älter ist als die Studenten. Nur ein bisschen Ruhe bewahren, merkte ich, ist notwendig und das hat mir viel Freude gemacht. Wobei ich ja dann im Nachhinein hinterfragen muss, ob ich nicht doch Lehrer hätte werden können. Jetzt macht es mir sehr viel Spaß mit den Studenten, vielleicht auch, weil sie da alle freiwillig sind; die zwingt ja keiner, sie wollen es von uns hören, sie wollen Fragen stellen, also die meisten jedenfalls. Hin und wieder hat man vielleicht mal einen im Seminar, der hinten irgendwo sitzt und quatscht, aber dann sage ich auch: „Ich muss hier keinen zwingen, da zu bleiben. Sie können auch einen Kaffee trinken gehen."

Es liegt mir auch nicht an dieser Unterschrift, ob die jetzt da waren oder nicht oder ob die das jetzt absitzen. Das muss man nach dieser Zeit sagen; ich mache ja immer noch oben an der Klinik Vorlesungen, im Wintersemester ZMK und Oralchirurgie und im Sommer Einführung in die klinische Medizin und die Erfahrung ist bislang immer so, dass in so einem Semester in Zahnmedizin immer so dreißig Leute sitzen; meistens sind es zwei Semester, die anwesend sind. Dabei sind es immer so fünf bis zehn Leute, die richtig interessiert sind, dann so die Masse, die zuhört und vielleicht zwei, die quatschen. Aber es sind wirklich auch einige, die interessiert sind, die gute Fragen stellen, wo man dann auch gerne ein bisschen darauf eingeht, sodass die merken, dass das hier nicht so eine Frontalveranstaltung ist, wie es ja leider im Vorlesungsstil oftmals ist. Wenn bei vielen Studenten einer die ganze Zeit vorne so einen PowerPoint-Vortrag hält, kann das auch ganz schön langweilig sein. Das möchte ich immer ganz gerne so ein bisschen im Zwiegespräch aufheben, dass man realistische Beispiele hat. Also nehme ich ganz oft Patienten mit in die Vorlesung, sodass die Patienten was erzählen können. In Seminaren mit kleineren Gruppen ist es so, dass ein Student auch Fragen stellt, eine kleine Anamnese macht und der Patient so ein bisschen von sich berichtet, denn das wollen die Studenten; sie wollen Menschen sehen und behandeln.

Natürlich müssen sie zwischendurch mal auch ein Buch auswendig lernen, aber die wollen sehen, wofür sie das Buch auswendig lernen. Die Ausbildung der Studenten macht schon viel Spaß. Auf dem chirurgischen Gebiet ist es manchmal recht einfach, Leute zu begeistern! Es gibt sicher trockenere Gebiete. Zu meiner Verteidigung: Hin und wieder haben wir auch mal trockene Gebiete, zum Beispiel wenn wir über Medikamente sprechen müssen – Bisphosphonate und Kiefernekrosen waren schwierige Themen über die letzten Jahre, weil es da viele Komplikationen gegeben hat. Da muss man dann schon mal so in die Pharmazie einsteigen, aber auch das ist wunderbar.

Ja, und so hat sich das dann über die Vorlesungen ergeben und dann kommt irgendwann der Chef auf einen zu und sagt: „Wir hatten hier einen tollen Fall, das könnte ein Case Report werden, wollen Sie da nicht mal recherchieren? Suchen Sie mal Literatur. Dann machen Sie das, stellen die Fotos zusammen und schreiben den Case Report;“ so fängt das meistens an; dann hat man mal diese oder jene Fallbeschreibung. Erst auf Deutsch und dann auf Englisch, vielleicht mit irgendeinem Kollegen zusammen. Dann hat man ja auch seine Doktorarbeit gehabt, hat da so erste wissenschaftliche Fühlerchen ausgestreckt. Aber auch da denke ich im Nachhinein: O je, mit den ersten Arbeiten hat man sich schwergetan und gedacht „Was habe ich jetzt, Wunder, für eine große Sache geschrieben“ und am Ende war das halt die typische medizinische Doktorarbeit mit 100 Seiten, (*lacht*) mit ein bisschen Literatur hinten dran. Aber gut, ich glaube, so muss man anfangen und sich dann da so ein bisschen rein finden und schauen, was für ein Thema einem liegt. Man kann ja nicht alle

Felder beackern. Ich muss herausfinden: Was kann ich? Wovon habe ich eine Ahnung? Und was will ich noch lernen? Und dann hat sich das natürlicherweise ein bisschen ergeben, dass das in Richtung Implantologie ging, weil ich ganz früh als erstes diese Sprechstunde hatte, sodass ich mich da ein bisschen rein gearbeitet habe. Das war auch die Phase, in der es sehr viel Umbruch in der Implantologie gab – mit Knochenaufbau und mit Wachstumsfaktoren, dahin ging so ein bisschen die Forschung.

Und wir haben ja an der Uniklinik die Blutbank, sodass wir da auch Möglichkeiten hatten. Das war dann meine nächste größere Studie, die richtig prospektiv, randomisiert und mit Gruppenvergleich war, wo wir Knochenaufbau mit und ohne Thrombozyten-Konzentrat gemacht haben, um die Wachstumsfaktoren zu verwenden; das war schon eine sehr schöne Studie. Die ist mit den Nachuntersuchungen bis 2005 gelaufen; das wurde meine zweite Doktorarbeit, aber parallel dazu hat man natürlich immer wieder bei den Jahreskongressen kleinere Abstracts eingereicht, manchmal freiwillig, manchmal nicht ganz freiwillig, das muss ganz offen gesagt werden. Der Chef kommt und sagt: „Morgen ist das Datum vorbei. Sie müssen noch die Abstracts für die Jahrestagung der DGMKG[3], einreichen – Gießen hat noch nichts eingereicht. Jeder Assistent muss bis morgen etwas vorlegen." Dann hat man abends dagesessen und zumindest mal ein Abstract zusammengeklimpert und es am nächsten Tag gezeigt. Das wurde noch zwanzig Mal geändert und dann hat man quasi bis zum nächsten Tag – um 12:00 war Abgabeschluss – das Abstract noch eingereicht, sodass man dazu einen Vortrag halten konnte.

Aber auch das war nicht immer freiwillig. „Wieso muss ich denn schon wieder, wieso muss ich denn schon wieder?" Vielleicht war gerade das ganz gut; das war halt der Schubs von hinten. Dann hat man noch gehofft: Oh, hoffentlich wird das Abstract

[3] Deutsche Gesellschaft Mund-Kiefer-Gesichts-Chirurgie

nicht angenommen, dass ich nicht sprechen muss, aber es wurde oft angenommen. (*lacht*) Dann hatte man bis zum Kongress noch ein bisschen Zeit und konnte seine Sachen zusammenstellen; das ging auch meistens gut. Ich meine, klar hat man auch Bedenken, dass Fragen kommen, die man nicht versteht oder wenn man noch ein relativ jüngerer Assistent ist, so in den Anfängen, dass man Angst vor einem Chef aus einer anderen Abteilung hat, zerpflückt zu werden; da gab es ja auch immer mal Rivalitäten. Dann heißt es: „Oh, da kommen die Gießener! Die wollen doch jetzt auch das und das machen. Da wollen wir erst mal dagegen schießen. Wahrscheinlich mit viel mehr Hintergrund als der arme Assistent, der da vorne den Vortrag hält, weil sich die Chefs untereinander immer kennen. Die Kieferchirurgie selber ist ja ein ganz kleiner Haufen von Kollegen. Ich glaube in Deutschland gibt es vierzehn MKG-Abteilungen an Universitäten und noch ein paar in städtischen Krankenhäusern, aber ganz kleine Abteilungen, sodass im Prinzip jeder kieferchirurgische Chef jeden in Deutschland, Österreich und der Schweiz kennt. Und man weiß dann auch immer, wer, wo besetzt wird und wo es weiter geht. Wir wussten auch, wer welche wissenschaftliche Richtung verfolgt. Von den kieferchirurgischen Abteilungen ist Gießen zwar eine universitäre Einrichtung, aber von der Bettenanzahl und von der Größe der Abteilung her eine der Kleinsten. Ist vielleicht historisch bedingt: Es gab lange keine Kieferchirurgie; die war früher nach Wetzlar ausgelagert, in dieses kleine Krankenhaus; dort gab es eine Unterabteilung. Dann ist das, glaube ich, erst Ende der Achtziger nach Gießen gekommen – später gab es auch eine in Marburg. Dann gab es immer mal Bestrebungen, sie wieder zusammenzulegen. Ich glaube schon, dass das seine Berechtigung hat, in Gießen und Marburg zu sein, weil das Einzugsgebiet ein bisschen anders ist, so von den Unfällen und der Traumatologie her; auch wegen den Autobahnen und den Helikoptern – eine kleine Abteilung.

Wir waren nicht so viele Assistenten; wenn man nur zu fünft ist, hat man jede fünfte Nacht Nachtdienst, also einmal im Turnus. Das war da auch, fand ich, schon sehr anstrengend, denn da gab es noch nicht diese europäische Regel mit der Arbeitszeit, sondern wir haben einfach den Tag gearbeitet und dann die Nacht – in der man sich auch hinlegen durfte. Wenn mal gerade kein Patient kam, hat man immer von nachts um zwei bis morgens um fünf oder um sechs geschlafen. Das war aber nicht immer so – und hat am nächsten Tag einfach weitergearbeitet; das war schon schlimm. Später mit der Umsetzung der EU-Richtlinie – vielleicht 2006/07 – kam es, dass die Assistenten nach Hause gehen konnten. Das hat Vor- und Nachteile. Man war zwar schon ziemlich k.o., ist aber dann meistens am Folgetag nicht in den OP geschickt worden und hat dann Poliklinik machen müssen. Es zog sich schon, dabei gab es oft vom Chef so Sprüche. Wenn man die Nacht durchgearbeitet hat, musste man morgens immer zum Rapport. Da hat man manchmal zehn Akten hingelegt und gesagt: „Das habe ich genäht, genäht, genäht, stationär aufgenommen, das, das, das." Und der Chef hat gesagt: „Oh, war es so schlimm?" Dann haben wir gesagt: „Ja, also ich war gar nicht in meinem Zimmer" – ich sah auch sehr müde aus. Dann hat er gesagt, ganz herzig und ehrlich hat er es gemeint: „Dann gehen Sie jetzt mal nach Hause und schlafen sich so richtig aus und kommen dann um elf zur Sprechstunde wieder". Man hat die Sprechstunde betreut, als sie dann stattfand. Das kam schon mal vor und man durfte auch nicht lachen, weil er es wirklich ernst gemeint hat. Man ist dann halt mal heim gefahren zum Duschen und hat dann die Sprechstunde weiter gemacht. Ich glaube, das ist heute in der Chirurgie oder an den Kliniken nichts Unbekanntes. Und die Dienste, die haben zwar genervt, waren aber auch manchmal sehr aufregend, zum Beispiel mit Hubschraubereinsatz und wenn man mit den großen Chirurgen gerufen wurde und als kleiner Kieferchirurg mit beurteilen musste, ob der Patient Gesichtsverletzungen hatte. Aber man war dann wirklich allein auf sich gestellt und nachts der einzige MKG-Assistent. Dabei hat man wieder unglaublich viel gelernt. Das ist, was ich auch vorhin schon gesagt habe: Kleine Abteilung, ins Wasser geworfen, losoperiert – sie haben oft gesagt: „See one, do one, teach one." Und man hat natürlich noch den Oberarzt im Hintergrund gehabt; den hat man ab und zu mal angerufen, der hat so ein paar Fragen gestellt und gesagt: „Dann näh es zusammen." Das haben wir gemacht und es war oft schon gut, wenn man auch noch unten in der alten chirurgischen Poliklinik einen guten chirurgischen Krankenpfleger hatte, der einfach mal geholfen hat, der beherzt einen Patienten, der vielleicht zu viel getrunken hatte, gehalten hat, den man irgendwie rekonstruieren musste oder bei Kindern auch mal ein bisschen Händchen halten durfte; das war schon ganz gut. Und wenn man Glück hatte, hat man wirklich im Dienst auch mal eine Fraktur gehabt; wenn die nachts operiert wurde, war das super. Dann war man der erste Mann und konnte direkt mitmachen oder es selber vielleicht sogar machen; man muss auch die positiven Seiten an diesen ganzen Nachtdiensten sehen – das waren so die Zeiten im Vordergrunddienst. Irgendwann war man dann auch froh, wenn man Oberarzt geworden ist, da war man im Hintergrunddienst am Telefon; das war oft wochenweise im Wechsel, weil wir nur zwei Oberärzte waren, die Hintergrund gemacht haben. Es bindet einen schon, überall mit dem Telefon hinzugehen. Dann die Visiten am Wochenende und ab und an ist ja schon mal was zu operieren...

Aber das Fach an sich, das möchte ich vielleicht nochmal hervorheben, das ist vielleicht nicht so ein ganz bekanntes Fach, die Mund-Kiefer-Gesichts-Chirurgie. Ich würde es schon zu den Fächern einreihen, die auch mit der HNO, Gynäkologie, Urologie verwandt sind; das sind ja alles kleinere, operative Fächer, wo man sehr viele große Sachen operieren kann, auch in der Klinik, aber auch kleine Sachen; einiges kann man ambulant machen. Es ist nicht nur das Operieren. Man therapiert ja nicht nur durch Rumschneiden, sondern man macht auch mal was anderes. Diese Zusammensetzung, glaube ich, macht diese Fächer recht attraktiv. So ist man ein bisschen aus dem großen Sturm der Chirurgie heraus, wo ein rauer Wind weht; direkt in der Chirurgie, brauchen wir schon arg Ellenbogen, um da weiterzukommen, weil einfach viel mehr Leute das machen wollen und natürlich auch mehr Leute pro Abteilung; man hebt sich nicht so leicht ab.

Auch da habe ich anscheinend wieder irgendeine Lücke gefunden, wo man reinwachsen konnte – mein Chef hatte nichts gegen Frauen in der Chirurgie; das ist natürlich ein großer Vorteil. Vorhin habe ich zwar mal was von den Prüfern gesagt, die auch mal in den Ausschnitt schauen; das war auch mal so. Aber mein Chef, der mich zum Facharzt ausgebildet hat, hat mich immer alles machen lassen – ich war nie zurückgestellt. Also er hat nie irgendein Wort gesagt, dass vielleicht die große OP lieber der Herr Dr. Soundso macht – im Gegenteil. Also hatten wir ein sehr großes Vertrauensverhältnis auf eine sehr professionelle, neutrale, gute Art und Weise. Es war nicht immer alles Gold, was glänzte. Man musste immer viel arbeiten, vielleicht auch viel einstecken und die Balance im Leben halten. Am Anfang war das Gehalt schmal, aber man hat gesagt: „Okay, ich lerne viel, ich darf hier ja operieren." Ja, man muss sich immer mal wieder fragen, stimmt meine Waage noch? Wo stehe ich jetzt und wo will ich, dass die Waage hingeht, sodass beide Seiten davon profitieren. Er hat davon profitiert, dass ich viel gearbeitet und wenig gekostet habe. Nach seiner Meinung hat er mich natürlich ausgebildet. Er hat sein Wissen da reingesteckt und ich habe das zurückgegeben – irgendwie. Es kam mir auch, glaube ich, nie auf das Geld an. Ich wollte zwar schon arbeiten, nicht nur einfach so das zweite Studium machen, weil meine jüngere Schwester, die fünfeinhalb Jahre jünger ist, auch so weit war und dann auch anfing zu studieren. Meine Eltern haben es zwar nie gesagt, vielleicht hätten sie mir auch das zweite Studium finanziert. Aber irgendwann ist es auch gut. Irgendwann hat man das Gefühl, ich möchte das jetzt selber können. Die haben gesagt: „Mach, was du denkst, damit du glücklich wirst. Wenn du noch Medizin studieren willst, den zweiten Umweg, dann mach das." Man hat selber nicht gewollt, dass die das zweite Studium noch finanzieren, oder ich hätte mich darauf nicht ausruhen wollen; ich müsste sie eigentlich im Nachhinein mal fragen, wie es gewesen wäre, wenn …; sie leben ja noch. Durch die Nachtdienste hat man gut Geld verdient. Das war zwar nervig, aber es gab noch ein bisschen mehr Geld als jetzt, weil man jetzt morgens nach Hause geht; damals war der Tarif gar nicht so schlecht.

Ja, das waren so die Nachtdienste, die wissenschaftlichen Papers und ja, dann hatte ich ein paar Steine im Weg, aber auch ein bisschen Glück hier und da und einen ganz guten Chef und dann hatte ich wieder mal ein bisschen Pech, wie mit dem Studienplatz. Vielleicht habe ich ein bisschen in der falschen Reihenfolge studiert. Ich habe ja erst Zahnmedizin und dann Medizin gemacht. Ich war immer der Ansicht – oder zumindest hat man das so gesagt – dass die Facharztzeit, in der ich da schon als Zahnärztin in der MKG gearbeitet habe, mir schon für den Facharzt angerechnet wird, zumindest ab einer halben Stelle. Ich habe das aber auch, das gebe ich zu, nicht kritisch hinterfragt, auch nicht in der Landesärztekammer. Ich wollte auch nicht schlafende Hunde wecken. Ich war eigentlich in dem Glauben, wenn ich das zweite Studium dann zeitlich geschafft habe, dann macht man die Prüfung; dann musste ich aber noch ins PJ, und AIPJ habe ich auch noch zum Teil machen müssen; danach wurde es abgeschafft. Dann dachte ich: Okay, jetzt habe ich ja soundso viele Jahre mit den halben Stellen, zusammengerechnet kann ich bald Facharzt machen; ich war ja auch schon eine Weile dabei – weit gefehlt – da bin ich ziemlich vor die Wand gelaufen; das war nicht schön. Im Nachhinein ist es vielleicht nicht schlimm, aber schon, wenn man sich darauf eingestellt hat. Ich habe jetzt eine gewisse Position erreicht. Ich habe da mit 26 angefangen zu arbeiten und wurschtelte mich mit irgendeinem Oberarzt langsam hoch. Das war dann später der Facharzt, ich weiß gar nicht, wie die Reihenfolge war. Man hat sich eine Position erarbeitet und will jetzt diese Facharztprüfung machen, weil man da anders operieren kann, und dann bekommt man gesagt: „Nein, da haben Sie ja als Zahnärztin gearbeitet. Das zählt ja gar nicht." Obwohl man das gleiche macht und es nicht verboten ist, als Zahnärztin diese Operationen durchzuführen; das ist nirgends schriftlich hinterlegt. Aber die große Argumentation der Landesärztekammer, die die Prüfungen leitet, war eben, dass der Mund-Kiefer-Gesichtschirurg ein ärztlicher Facharzt ist; der oralchirurgische Facharzt gehört zu den Zahnärzten. Den hatte ich zwischendurch auch noch gemacht, aber das lief so nebenher. Nach drei Jahren kann man da einfach Prüfung machen, wenn man den Katalog voll hat. Später habe ich auch Widerspruch eingelegt und habe über die Bundesärztekammer versucht, Kontakt herzustellen. Es hat sich überhaupt keiner für dieses Problem interessiert, weil es viele Kieferchirurgen in Deutschland gibt – 1500? – wer interessiert sich da noch für so eine Zahnärztin, die da gerade auf die Barrikaden geht? Kein Mensch. Die anderen studieren es alle andersherum; also ich hatte gar keine Lobby. Es hat auch sonst niemand Interesse gehabt. Mein Chef hat da so ein paar warme Worte eingelegt; aber letztendlich wollte er, glaube ich, das auch nicht gern so hoch kochen lassen, dass es nicht am Ende heißt, er würde Zahnärzte einstellen, die da Nachtdienste machen und so weiter, obwohl es da jetzt keine schriftliche Vorgabe gibt. Das ist eine Grauzone, die nicht ganz gefasst ist. Es ist nicht verboten, aber ich stand da letztendlich so ein bisschen im Regen. Man hätte es gerichtlich vielleicht auseinandersetzen können, habe ich überlegt, mich aber dagegen entschieden, weil ich glaube, dass einen das nicht glücklicher macht; vielleicht ist das eine komische Begründung.

Ein anderer Kollege, der nach mir kam, der hat auch Zahnmedizin studiert, der hat das gerichtlich auch tatsächlich durchgefochten. Was natürlich dann gut ist, wenn es ein Präzedenzfall ist. Ich habe für mich gedacht: Gerichtliche Streitigkeiten machen einen innerlich nicht froh. Selbst wenn ich vielleicht hinterher gewinne, dann müsste ich da hingehen, ich habe einen Anwalt, es streiten sich die Menschen mit mir und gegen mich, und so habe ich dann einfach abgewunken und habe mir gesagt, okay, ich sitze das jetzt aus. Das setzt einen einfach formal um vier oder fünf Jahre zurück. Ich durfte ja weiterarbeiten und operieren, auch in meinem Stand, den ich mir erarbeitet habe. Die haben mich nicht resettet und nicht gesagt: „Du musst jetzt wieder Blutabnahme auf Station machen", sondern ich habe einfach schöne Operationen weiter machen dürfen, aber formal war ich halt noch nicht Facharzt – zumindest kein medizinischer, und das war schon ein bisschen traurig, weil ich so vom Typ her eher schüchtern und zurückhaltend bin, nicht zu laut und nicht so gerne vor anderen spreche. Ich mache es zwar komischerweise viel, aber ich reiße mich nicht darum und muss nicht der Erste sein, der da seinen Senf dazu abgibt.

Als Frau und in der Chirurgie kann es manchmal besser sein, wenn man auf seinem Schild vorne ein paar mehr Patente stehen hat – ich weiß nicht wie ich es beschreiben soll. Wenn da ein Doktortitel steht, oder einer mehr, oder Facharzt oder irgendwas, das kann Frauen schon durchaus helfen. Mir ist es sehr, sehr oft so gegangen, dass nach einem Patientengespräch, auch wenn die mich sehr nett fanden und ich gut mit denen klar kam, die gefragt haben: „Wann kommt jetzt der Arzt?" Man ist immer so ein bisschen die Krankenschwester und dann sieht man vielleicht noch ein bisschen jünger aus und es kommt dann eins zum anderen und man hat wenig Patente auf dem Kittel. Frauen hilft es eigentlich, wenn sie ein paar Titel mehr da drauf haben.

Das ist leider heutzutage auch immer noch so, dass Frauen immer mehr leisten müssen, um den Herren gleichgestellt zu werden, ist meine Überzeugung, aus der Erfahrung heraus. Trotzdem ich das jetzt weiß und hier auch im Interview erzähle, habe ich auf meinem Kittel immer nur einen Doktortitel gehabt, auch wenn ich hinterher noch einen zweiten hatte und dann noch Privatdozentin war; ich habe das nie geändert. Ich finde so ein bisschen klassisches Understatement eigentlich ganz gut; das widerspricht jetzt der Sache, dass ich als Frau lieber eins mehr nehmen müsste und das eigentlich weiß. Wie auch immer, so ist das vielleicht im Leben – es geht nicht immer geradeaus. Ja, auf dem Praxisschild stehen jetzt alle Titel, aber ich stelle mich nicht so vor und muss das auch nicht so raushängen. Aber auch da geht es mir immer noch so, dass manche Patienten, wohl auf Empfehlung kommen und sagen, sie hätten gehört, die Frau Dr. Schaaf macht das und das so toll" und „Ah, Sie sind das hier!" Also ich bin von meinem Äußeren, glaube ich, eher der unscheinbare, eher zurückhaltende Mensch; ja, das kann man so zusammenfassen.

Um zur Wissenschaft zurückzukommen: Also ich habe meinen Facharzt weiter abgespult. Ich hatte sowieso keinen Plan B. Es hat mich jetzt nicht ganz direkt von dieser Klinik weggetrieben. Ich fand ja Klinik eigentlich ganz cool, große Sachen zu operieren und so. Insofern habe ich das da einfach weiter gemacht. Am Anfang darf man Weisheitszähne operieren, Zähne ziehen, Metallplatten raus schrauben. Dann darf man irgendwann Frakturen versorgen, kleinere und größere und auch Hauttumoren entfernen. Dann arbeitet man sich langsam zu den Dysgnathien-/Kieferverlagerungs-Operationen und eher spät zu den Spalt-OPs vor, aber nur, wenn man dann schon Oberarzt ist. Dann habe ich diese Sprechstunde übernommen, da man mit den Kindern nicht so viele Chancen hat, das operativ gut hinzubekommen; da muss der erste Schnitt und die erste Rekonstruktion schon passen; die muss gut sein, dass alle Funktion und die Ästhetik bei dem Kind, auch die Gaumen, die Sprache und so weiter, eine Chance hat, sich einigermaßen normal weiterzuentwickeln. Man kommt da so rein, und dann auch in die Tumorchirurgie. Das hat mir sehr viel Spaß gemacht; also Kopf-Hals-Tumoren, das ist ja so ein bisschen ähnlich, nahe der HNO, wie Oropharynx-Karzinome – die noch eine Etage tiefer operiert werden. Ein bisschen überschneidet es sich im Bereich Mundboden-Zunge. Mundhöhlenkarzinome sind gar nicht so selten, wie man denkt. Das sind immer umfangreiche und anspruchsvolle Eingriffe gewesen; Neck-Dissection ist mit dabei, Tumorresektion – das sind so Tageswerke gewesen – morgens mit dem einen Patienten angefangen und abends aufgehört; und dann auch die Möglichkeiten der Rekonstruktion auszuschöpfen. Früher hat man denen einfach die Hälfte vom Kiefer weggehackt und irgendeine Metallplatte rein geschraubt, was von großem Nachteil ist, weil sich oft die Metallplatte durch Druckstellen durchgearbeitet hat, durch die Narbenschrumpfung oder auch, wenn die hinterher bestrahlt werden müssen. Dann hatten sie Fisteln, Speichelfisteln und ganz, ganz furchtbare Entstellungen im Gesicht. Da hat es die Mikrochirurgie ja in den letzten zwei, drei Jahrzehnten so weit gebracht, dass man freie Transplantate verwenden kann. Konkret heißt das: Der einfachste Lappen ist ein Radialislappen, der Unterarmhautlappen, mit Arterie und vena radialis und die wird transferiert zur Defektdeckung in der Mundhöhle und sind hier an wunderbare Halsgefäße schön anzuschließen.

Und das macht man auch immer im Team. Oben das Tumorteam und unten das Mikroteam und dann unter dem Mikroskop wieder anschließend zusammen. Da hat man dann gedacht: „Oh mein Gott, da sind ja noch Sachen, die ich lernen kann und lernen will! Und dann ist es ja egal, wie viele Jahre ich noch bis zum Facharzt brauche. So, dann mache ich erst mal das." Da habe ich viel mit meinem Kollegen Heiko K. zusammengearbeitet, mit dem ich jetzt die Praxis habe. Das hat uns ein bisschen zusammengeschweißt, dass man so einen Two-Team-Approach hat. Ich habe meistens oben am Hals gearbeitet, er hat die

Lappen vorbereitet. Und dann kam der Chef oft nochmal für die Anastomose mit in den OP, hat sich das nochmal angeschaut und gesagt: „Ah ja. Noch eine Naht dazwischen." Und er hat immer gewitzelt (*lacht*). Mein Kollege hat unter dem Mikroskop immer gesagt: „Noch eine oder zwei Nähte?", obwohl das noch furchtbar aus der Arterie geblutet hat (*lacht*) – und ich: „Wenn Sie schon fragen – immer zwei." Das war schon so ein bisschen Sklaventreiberei. Ja, wie das im Chirurgischen so ist. Das waren einerseits sehr schöne OPs, weil man das Gefühl hat, wir sind so ein Team, mit dem Patienten, und wir helfen dem richtig, weil, wenn wir nichts machen, dann stirbt der relativ schnell. Meist große Mundhöhlenkarzinome; die Zehn-Jahres-Überlebensrate über alle Klassen beträgt 60 %. Das ist vielleicht der Teamgedanke – wie bei einem Fußballteam, sodass man dann schöne Sachen macht; aber man ist am Abend auch fix und fertig. Also das schlaucht schon, aber man ist da so ein bisschen scharf drauf auf diese OPs und etabliert sich da natürlich. Das merkt man sich auch im Team. Die OP-Schwestern, die früher immer einem auf den Finger gehauen haben und gesagt haben: „Nee, nochmal waschen gehen!", sagen jetzt plötzlich: „Entschuldigung, ich habe nicht die ganz feine Pinzette. Wird es noch gehen?„ – also, man wird beachtet. Man erarbeitet sich da über die Zeit so einen ganz guten Stand und macht das mit; da habe ich gedacht: Wenn ich so viele Jahre da bin, kann ich das Wissenschaftliche auch noch erledigen. Das klingt jetzt auch wieder komisch.

Eigentlich habe ich nie gedacht, dass ich mich habilitieren wollen würde. Das war jetzt nicht auf Plan A, wenn man so auf seine Herkunft schaut: Das ist jetzt keine große Professorenfamilie. Gut, die haben schon erwartet, dass ich was studiere und dass was aus mir wird, aber alles andere konnte ich dann eigentlich selber entscheiden. Da hat man schon ein paar Artikel geschrieben und irgendwie habe ich dann gedacht: Komm, schau dir mal an, ob man da nicht im Fachgebiet auch was zusammenbringt, was einem liegt. Das ging so ein bisschen in

Richtung Knochenaufbau, Implantologie und dann in unserem Fach aber auch viel in die digitale Fotografie: 3D-Fotografie und normale und so ein paar Standardisierungen reingebracht, dass es vergleichbar ist und so weiter – das gab es noch nicht. Das habe ich dann auch mit ein paar Belgiern im europäischen Blatt veröffentlicht, die schon innerhalb der europäischen Fachgesellschaft vorgefühlt hatten. Es gab noch andere, die gesagt hatten: „Komm, wir brauchen Standards!" Dann haben wir uns mal hingesetzt und uns da reingekniet und es gemacht. Man muss ja immer beachten: Welche Wissenschaft kann ich hier in Gießen nicht machen? In unserem Fachgebiet gab es kein großes Labor mit Zellkulturen und 500 MTAs, die mir helfen würden, wenn ich da zwei Knochenzellen irgendwo hinlege und eine Riesenstudie daraus mache. Ich war alleine – Hampelmann auf weiter Flur und muss gucken, was ich so für Untersuchungen mit den Möglichkeiten auf die Beine stellen kann. Oder ich habe versucht, Drittmittel anzuwerben. Mit der Fotografie ging das ganz gut, mit der 3D-Fotografie und mit den Untersuchungen, die ich so gemacht hatte und dann dachte ich: „Na ja, jetzt bin ich sowieso da, dann kann ich das auch als Habilitation einreichen." Es ist jetzt keine Monografie, also kein großes Werk, sondern das ist so eine kumulative Habilitation. Aber das machen ja ganz viele; dann muss man halt so und so viele Punkte, so und so viele Papers und die Impactfaktoren haben. Da fuchst man sich dann auch rein mit den Inhaltsverzeichnissen und so weiter. Dann habe ich das abgegeben.

Zwischenzeitlich habe ich irgendwann meinen Facharzt gemacht und mich auch nicht mehr geärgert; die Uhr ist einfach abgelaufen und ich bin zu meiner Prüfung gegangen, habe das gemacht und fertig. Ich glaube, das war eine gute Entscheidung, weil ich nicht darüber bitter geworden bin, so, dass man da an irgendetwas verzweifelt oder sich da hoch- und runterzieht und Rechtsstreitigkeiten anfängt. Das wäre jetzt nichts für mich persönlich gewesen – ausgesessen, könnte man sagen, wie Frau

Merkel – (*lacht*) politisch gesehen. Macht ja nichts, ich war ja jetzt auch nicht so steinalt, also das war ja alles noch im Rahmen. Mir ist auch sonst nichts weggelaufen. Ich habe die Habil eingereicht.

In den Jahren muss man möglichst viel plastische Korrekturen machen; darunter fallen die Spalten, oder Öhrchen anlegen, Nasen gerade machen, Augenlider korrigieren, so ein Kram. Aber auch plastische Rekonstruktionen gehörten dazu und auch die größeren, die mit den freien Lappen, dass man sagt: Okay, wie rekonstruiere ich das jetzt? Oder auch Hauttumoren: Wenn die Patienten kommen mit großen Basaliomen, Spinaliomen, da gibt es ja Dinger, da denkt man manchmal: O je, warum hat der Hausarzt oder der Arzt in dem Pflegeheim nicht mal vorher angerufen? Dann kommt der ältere Herr oder die ältere Dame, die sind schon so und so alt – paarundachtzig – und wir haben gedacht, das dauert nicht mehr so lang und dann ....

Da muss man auch darauf achten, so zu rekonstruieren, dass das Auge noch drin bleibt, dass man neue Haut von A nach B transplantiert; auch das gehört dazu. Von diesem Anteil der Ausbildung exportierte ich mein nächstes Drittel in meine Praxis. (*lacht*) Man muss ja immer was mitnehmen und das machen, was man kann, was man gelernt hat und was einem Spaß macht. Die ganze Hauttumorchirurgie, alles, was man ambulant machen kann, also, wo ich die Menschen wieder heimschicken kann. Aber auch Hauttransplantate, Spalthaut, Vollhaut, kleine Rotationsläppchen, größere auch, von der Stirn runter zur Nase – das geht alles wunderbar ambulant, die Leute wollen gar nicht ins Krankenhaus. Ich habe viele, die dann sagen: „Hm, ja, meine Hausärztin, die hat mich ins Krankenhaus geschickt. Da war ich auch, die wollten mich eine Woche ins Krankenhaus nehmen, aber das möchte ich nicht." Das ist manchmal notwendig, wenn jemand niemanden zuhause hat. Aber wenn die Tochter oder der Sohn den Patienten fahren kann, ist das gar kein Problem. Dann kommen die am nächsten Tag zum Verbandswechsel und nach einer Woche Fäden raus, fertig. Das ist auch ein schöner Teilbereich, da hat man ja überwiegend ältere Menschen, weil die Hautsachen so im höheren Lebensalter kommen. Und das muss man auch sagen, die meisten älteren Menschen sind hart im Nehmen; ich könnte jetzt nicht sagen „Kriegsgeneration". Es ist ja jetzt nicht mehr so richtig Krieg, vielleicht Reste noch, aber manchmal ziept es halt doch und dann muss ich nochmal eine Spritze geben, weil es an der Nasenspitze ist. Die Betäubung einer Nasenspitze ist wirklich kein Vergnügen. Da hat man manchmal so zähe Damen und Herren, die schreien: „Machen Sie weiter, Frau Doktor! Macht nichts! Muss weg!" Das ist auch so herzig. Man hat ja den direkten Kontakt und dann sag ich: „Oh, wie machen wir das schön, dass Sie wieder chic sind?" Und dann: „Nee, ich gehe nicht mehr auf einen Schönheitswettbewerb. Machen Sie." Das ist ganz nett; das ist auch ein Hauptteil meiner Arbeit; natürlich nicht mehr die großen Mikrolappen wie in der Chirurgie. Wenn man irgendwann den Schritt in die Praxis macht, sagt man ganz klar, okay, die großen Sachen kann man natürlich nicht draußen operieren.

Und jetzt noch zu dem letzten Schritt und wie es dazu gekommen ist.

Das waren dann, 2008 oder so, die plastischen Operationen; ich glaube, ich war da der große Plastiker. Bis die Habilitation eingereicht ist, bis die 500 Gremien und die externen Gutachten durchlaufen waren, das zieht sich ja oft ein bisschen hin; das war Ende 2010 fertig. Die Antrittsvorlesung, glaube ich, war 2011. In den Jahren guckt man natürlich ein bisschen rechts und links des Weges und kennt auch ein paar Kollegen, also ein bisschen Netzwerk, auch in Deutschland. Andere Oberärzte, mit denen man oft in den Kongressen sitzt oder man fährt im Zug von den Kongressen stundenlang mit denen nachhause und hört sich schon mal so um: Was macht denn ihr jetzt? Wie geht's denn weiter? Wo sind denn Möglichkeiten? Plötzlich stand dann im Raum: Jetzt bin ich habilitiert – was kommt denn jetzt als nächstes?

Ich weiß nicht, ob man so schon im Kindergarten trainiert ist oder woher das kommt, man rennt immer dem nächsten, der nächsten Karotte hinterher. Im Kindergarten ist man erst mal bei den Kleinen, dann ist man bei den Mittleren und macht die gelbe Mappe und wenn man dann bei den Großen ist, darf man die grüne Mappe bearbeiten; das hieß da so. Man ist bei den Großen, danach in der Grundschule bei den Kleinen und so geht das immer weiter. Noch verschärfter war das dann in dem sehr verschulten Zahnmedizinstudium, dass man scharf war auf den nächsten Schein, auf die nächste Prüfung, dass man das schaffen konnte. Man hat auch ein gewisses Feedback; es hat dann irgendwie funktioniert. Ein ganz kleines Trauma hatte ich von meinem Zweier-Abitur schon, weil es ja mit dem Medizinstudium nicht gleich geklappt hat. Und ich dachte immer, ich bin im Lernverhalten ein bisschen schwierig. Weil meine anderen Freundinnen Einser-Abitur hatten, von denen zwei mit 1,3 Psychologie studiert haben und die anderen mit 1,6 haben halt Medizin studiert und ich war so ein bisschen das Schlusslicht in der Flotte. Deshalb habe ich mich so gefühlt, dass ich nicht besonders gut wäre. Und ich sollte auch noch Lehrer werden! Als ich plötzlich Erfolge und den Schein gemacht hatte, habe ich plötzlich gemerkt, dass ich in den praktischen Sachen sehr gut war; das hat mir auch Spaß gemacht. Dann mein Physikum, Zahnmedizinstudium, zack, zack, zack, fertig, zehn Semester, alles geschafft. Ja, nirgends durchgefallen: nur in Medizin, glaube ich, musste ich eine Patho-Klausur nochmal schreiben, weil ich dafür nicht gelernt hatte. Sonst lief alles wie am Schnürchen. Also, man läuft immer diesen Scheinen hinterher. Man absolviert die Doktorarbeit und dann ach, ich muss ja noch die zweite Doktorarbeit machen, und dann verwurstelt man sich so in dieser Betriebsamkeit und publiziert dieses und jenes; dann sagt der Chef: „Ach, schreib es doch mal zusammen. Schreiben Sie es mal zusammen und habilitieren Sie sich darüber." Und man denkt: „Super, ich bin der erste überhaupt in Gießen in der MKG, der sich habilitiert hat, also muss ich auch mal den nächsten Blumenstrauß abholen." Ein bisschen ist dieses Denken auch typisch weiblich, glaube ich. Man muss immer eins besser sein oder man muss immer nochmal eins draufsetzen. Auf jeden Fall hatte ich dann diese ganzen Sträußchen eingesammelt, letztendlich mit der Frage: Was machen wir denn jetzt? Ganz am Anfang in der Zahnmedizin habe ich gesagt: Ich möchte nicht in die Praxis. Das ist mir viel zu einfach, was sie da machen – Prothesen und so; obwohl es auch nicht unbedingt so ist. Aber will ich jetzt irgendwo an einer Klinik Professor werden? Ja oder nein? Das ist eine ganz schwierige Frage.

Also das Wissenschaftliche hat mir schon Spaß gemacht. Aber ich habe auch in den letzten Jahren viel Einblick gehabt in die administrativen Tätigkeiten, die mein Chef damals machen musste; auch im Rahmen der Privatisierung mit Rhön. Da war ich ganz oft in diesen Benchmark Gesprächen dabei – das ist nicht immer ein Zuckerschlecken. Man hat da ganz viele Gefechte neben den fachlichen und den wissenschaftlichen Dingen, also den Patienten, der Lehre, Forschung. Neben all diesen Feldern, die man sowieso beackern muss, hat man noch dieses ganze Umfeld: Wie stehe ich wirtschaftlich mit meiner Abteilung da? Das hat ja nochmal durch die Privatisierung eine andere Schärfe gewonnen. Nicht nur in unserer kleinen Abteilung, obwohl wir da ja wirklich klein sind und uns immer so ein bisschen aus der Affäre ziehen konnten, das hat uns nie wirklich getroffen. Aber der Umgangston, der hat mich schon erstaunt. Mein Chef ist ja immerhin einer von den alten C4-Professoren und wenn man damals dem von der Rhön da so gegenübersaß, ich sag jetzt auch keinen Namen, aber der hatte so meinen Jahrgang, also war deutlich jünger als mein Chef und ihm Zahlen vorrechnete und sagte: „Na ja, Herr Professor, Sie müssen jedes Jahr fünf Prozent mehr (erwirtschaften), Sie wissen schon, und dafür aber weniger Personal und..." Das war eine Deklassifikation und einfach nicht schön. Letztendlich ist eigentlich ein Professor an einer Uniklinik nicht dafür zuständig, Geld zu verdienen, sondern Menschen auszubilden, Menschen zu behandeln, die vielleicht Erkrankungen haben, die draußen nicht behandelt werden können – schwierige Fälle, alte Menschen, alle solche Dinge.

Damit kann man kein Geld machen, jedenfalls nicht nur. Also das soll nicht Ziel Nummer eins sein. Ich fand, der Wind ist hart, da wird scharf gesegelt und vielleicht nicht unbedingt das, was ich alles verteidigen will und muss. Ob ich da so der Typ bin? Ich habe ja gesagt, ich war nie ganz vorne dran, so in zweiter Reihe bin ich ganz gut.

Das war vielleicht der eine Punkt. Der andere Punkt war, wenn man sich mit den Kollegen, Oberärzten aus anderen Kliniken unterhält und so ein bisschen vorfühlt, dann weiß man schon, da sind nicht so viele Kliniken in Deutschland. Man weiß, wo ist ein Chef, der demnächst emeritiert, wo wird eine Professur vielleicht besetzt oder nicht? Wer von den nächsten Oberärzten aus den nächsten Generationen ist jetzt dran? Wer sind die Konkurrenten? Wie viele sind denn das? Es gibt nur eine andere Frau im Moment, soweit ich weiß, die sich auf solche Sachen beworben hat – die ist aus der Schweiz. Aber sie hat die Stelle nicht bekommen, die sie wollte. Ich weiß nicht, auf wie viele sie sich sonst noch beworben hatte. Die wollte nach Hamburg, ihr Vater war der damalige, ganz große Chef der Hamburger Mund-Kiefer-Gesichtschirurgie, der auch die Mund-Kiefer-Gesichtschirurgie in Deutschland quasi mit aus der Taufe gehoben hat und hatte natürlich dadurch ein bisschen Rückenwind. Aber selbst die, mit Rückenwind, hat nicht die Professur bekommen und ist immer noch Oberärztin in Basel. Lauter solche Geschichten, die man sich dann so anhört und die Chancen und Möglichkeiten abwägt und sich fragt, was will ich eigentlich? Wo will ich denn eigentlich hin? Was könnte denn für mich abfallen? Wo könnte ich am Ende mal rauskommen? Ist es eher ein kleines Klinikum in der Nähe der polnischen Grenze, wo ich keinen Menschen kenne? Über die Jahre fühlt man sich hier heimisch. Ich bin ja gar nicht so weit gekommen – von Friedberg bis Gießen. Ich bin einfach so ein hessisches Kind und mit dem zufrieden, was ich habe. Das kam dann auch so nach und nach durch. In meinem Fall waren das so ein bisschen die Wanderjahre. Zwischendurch war ich nochmal in Zürich und hab dort über das PJ ein bisschen gearbeitet. Ich habe während der Arbeitszeit viele Auslandsbesuche gemacht, das hat mir mein Chef ermöglicht. Mit Interplast habe ich mal in El Salvador operiert und in San Diego war ich mal vier Wochen bei plastischen Chirurgen – solche Trips immer mal hin und her. Da sagt man sich: Na ja, vielleicht reicht das, was ich geschafft habe. Man hat ja auch Zeit darüber nachzudenken, wie sich was ergibt. Mein Chef hat mich sicher ein bisschen in die Richtung gepusht. Aber ich habe abgewogen und es hat sich mit meinem netten Kollegen ergeben, mit dem ich im Team schon lange viel operiert habe, der wollte sich selbstständig machen. Da haben sie erst so ein bisschen gewitzelt. Wie das am Anfang so ist, habe ich gesagt: „Genau! Ich werfe den Mist hier in der Klinik hin“ Solche Phasen gibt es, dass man irgendwann auch von so einem Klinikleben genug hat. Jetzt sage ich: Okay, ich mache keine großen Lappen, aber ich mache jetzt meins. Na klar, eine nächste Option war, irgendwo selber Chef zu werden, die andere, in die Praxis zu gehen. Die dritte Option wäre natürlich gewesen, da zu bleiben, an der gleichen Stelle. Mein Chef ist jetzt nicht so alt, dass er einfach geht. Und eine interne Vergabe gibt es ja fast nie. Ich muss auch zugeben, dass ich das nicht so gerne wollte, weil ich mich da in einer Sackgasse gesehen habe. Ich habe mich sehr viel weiterentwickelt, ich wäre immer zwar eine gute, aber eben nur die Nummer zwei gewesen. Ich kann das gar nicht so begründen. Das liegt vielleicht auch an der Struktur des Chefs. Es gibt ja Chefs, die sagen, okay, man ist jetzt Oberarzt und man kriegt einen eigenen Teilbereich und da darf ich schalten und walten, wie ich will und auch mal entscheiden. Das war und ist immer noch sehr strukturiert.

Oft waren Sachen, die man entschieden hatte, am nächsten Morgen um 7.35 Uhr, wenn der OP-Plan besprochen wurde, anders, weil dann ein Privatpatient von ihm operiert werden musste, weil das wichtiger war. Das konnte ich nicht gut aushalten, dass Sachen immer wieder umgeworfen wurden und dass ich das Gefühl hatte, ich kann da nicht mehr genug ändern. Ich hätte es gerne verbessert, aber ich hatte nicht die Chance dazu. Meinen Chef kann ich nicht ändern, der hat alle positiven Seiten. Er hat mir beigebracht, alles zu operieren. Ich durfte als Frau alles machen, er hat mich gefördert. Organisatorisch war das totales Chaos – ich glaube, ich bin ein ordentlicher Mensch. Seit dem ersten Semester, wo wir im Kurs die Messer ordnen mussten, habe ich es gerne ordentlich strukturiert; da kann man nachdenken, da kann man einen Plan für die Patienten machen und dann passt es. Aber wenn am nächsten Morgen fünf Minuten danach wieder alles umgeschmissen wird, das kann ich nicht. Das ist jetzt nur ein Teil; das war mit vielen Dingen so. Oder es wurde gesagt, okay, der Chef hat am Samstag einen Vortrag. Es ist Freitagmittag, 15 Uhr, er hat keinen Vortrag vorbereitet und ich bin jetzt der Depp, der den machen muss. Das kann ja einmal passieren; ich bin auch wirklich gutmütig, aber nicht für immer. Obwohl mich, gerade die Woche, ein Kollege angerufen hat, für samstagmorgens hätten sie wieder Fortbildung und er bräuchte noch ein paar Fälle und ich sage: Da kommst du aber auch ein bisschen knapp! (*lacht*) Aber ich habe ihm aus Gutmütigkeit doch ein bisschen was geschickt, weil er irgendwie ein netter ist. Ja, wir haben ein nettes Verhältnis. Ich meine, wir sind auch ganz froh, wenn einer da bei den Vorlesungen ein bisschen hilft, dann haben die das so ein bisschen aus dem Kreuz; dadurch, dass man habilitiert ist, muss man ja auch so ein bisschen Lehre machen. Und ich möchte auch so den Kontakt zur Klinik einfach halten; es wird eingeteilt. Und ich glaube, für die Studenten ist das ebenfalls von Vorteil, weil ich jetzt da ein bisschen eine Mischung mit reinbringe. Wenn man nur von den Klinikfällen redet, dann sehen die nicht, falls sie ein Feld-, Wald- und Wiesenzahnarzt werden: Was treffe ich denn da draußen an Erkrankungen und Befunden? Wo muss ich denn jetzt nachschauen? Welchen schicke ich denn weg? Den mit dem Basaliom oder dem Pickelchen? Ich meine, wenn da so ein Tumor wie ein Handball da ist, ist klar, dass ich den in die Klinik schicke. Aber die müssen unterscheiden können, ist das jetzt vielleicht ein dysplastischer Nervus mit Melanom oder beobachte ich das jetzt nochmal ein halbes Jahr. Dass die nochmal, von einem Praktiker, so eine Schnittmenge Klinik-Praxis hören, ist wichtig. Ich glaube, das ist ganz nett und deshalb kommt das Feedback auch von den Studenten so ganz gut rüber, die stellen mir immer viele Fragen. Im Moment mache ich die Vorlesungen, was die Kliniksachen betrifft. Tagsüber bin ich mit meinem netten Kollegen in meinem Laden. Das klappt sehr gut, auch wenn man in der Klinik lange zusammen ist, kennt man sich in der Praxis nochmal anders. Er hat gesagt, er sieht mich länger, als er seine eigene Frau sieht. Insofern muss sie sich keine Gedanken machen, wir sind ja professionell, aber wir müssen klarkommen, obwohl wir sehr unterschiedlich sind: Ich bin manchmal so in Vollgas und er ist ein Ruhiger. Aber jetzt sind wir bei heute angekommen.

Wo ich sonst noch im Moment nach und nach ganz gut rein rutsche, liegt auch daran, dass man älter wird. Also über die Kontakte zur Landeszahnärztekammer mache ich schon recht lange auch Helferinnenausbildung und jetzt seit drei Jahren auch für die Fachweiterbildung das Oralchirurgie-Programm. Ich finde das gut, wenn das so zentral organisiert wird, sodass die ihre Facharztordnung auch richtig einhalten und dass das nicht nur so zum Schein ist. Die haben Leute aus der Klinik, Leute aus der Praxis und Fortbildung.

Allerdings, Zahnärzte waren ja immer schon ein spezielles Trüppchen – wir stehen immer so ein bisschen zwischen Ärzten, Zahnärzten und Hautärzten und das ist eigentlich ganz nett.

Zu meinem Privatleben und meinen Hobbys möchte ich den Sport und die gesunde Ernährung erwähnen; drei Mal Gemüse am Tag, zwei Mal Obst – das schaffe ich leider nicht immer; plus drei Mal Sport die Woche – schaffe ich auch nicht immer. Ich gehe ins Fitnessstudio, montags in den Spinningkurs, dienstags gehe ich meistens Schwimmen, wenn ich es schaffe, manchmal donnerstags oder samstags in den Rückenkurs. Der chirurgische – oder auch der zahnärztliche – Beruf provoziert Rückenleiden, also Drehungen in zwei Ebenen, das ist nicht immer gut für den Rücken. Also Schwimmen und Rückengymnastik versuche ich schon, das klappt eigentlich ganz gut.

Ich versuche auch, ein bisschen Golf zu spielen. Das macht sehr viel Vergnügen, aber man lernt viel Demut dabei. Man wird immer wieder auf den Boden der Tatsachen zurückversetzt und muss nochmal von vorne anfangen. Es ist ein toller Sport und den kann man lange machen. Selbst, wenn ich jetzt im Moment nicht viel dazu komme: Später kann ich das immer noch machen, aber da muss ich unbedingt dranbleiben. Ansonsten Radfahren: Im Sommer mache ich immer große Ausflüge statt, wie früher, nach Marokko zu fliegen (*lacht*). Da war ich auch nur einmal – Inlandsflüge fliege ich gar nicht. Ich fahre mit dem Zug irgendwo hin und dann fahren wir große Strecken mit dem Fahrrad; meistens durch Deutschland. Es gibt ja ein ganz tolles Radwegenetz. Letzten Sommer sind wir 1000 km gefahren, durch Thüringen, den Thüringer Wald, bis Zwickau, da ums Eck und dann irgendwie wieder zurück durch die Rhön, den Vogelsberg hoch und runter; das ist wunderbar. Ich war auch mal an der Ostsee. Jedes Jahr machen wir größere Ausflüge; das möchte ich auch beibehalten. Ich möchte eigentlich unter der Woche noch mehr fahren, aber das zeitlich unter einen Hut zu bringen, ist oft schwierig. Das geht vielleicht ein bisschen besser als damals an der Klinik, vielleicht habe ich den Punkt vorhin nicht so ganz erwähnt: Mit einer Praxis kann man es sich ein bisschen besser einteilen. Wir arbeiten sicher nicht weniger, ein bisschen anders, aber ich kann Gas geben und bremsen. Ich kann zum Beispiel sagen: Okay, mittwochmittags mache ich halt mal frei und mache was anderes. Klar kann man da Abrechnungen machen und Arztbriefe schreiben, aber es ist nicht so fremdbestimmt wie in der Klinik. Und ich denke, das ist auch eine Chance für Lebensqualität – ganz ehrlich. In den letzten Jahren war ich in der Klinik ganz schön k.o., das hat mich schon aufgerieben. Gerade weil ich da auch mental immer viele Erfolge hatte und Spaß an diesen wissenschaftlichen Dingen, bin ich zum Teil ein bisschen bitter geworden. Ich war auch ungerecht: Keine Ahnung, ob sich ein Charakter ändert – eigentlich ja nicht. Aber ich war oft zu Kollegen ungerecht; das hat eine Weile gedauert. Ich bin jetzt im dritten Praxisjahr und ich finde, es geht wieder besser: Ich bin nicht mehr so aggressiv und so ungerecht. Und ich muss nicht jeden Abend über die Klinik lästern. Am Ende hat die Waage nicht mehr gestimmt. Ganz am Anfang war alles in der Waage und am Ende hatte ich das Gefühl, ich gebe nur rein und ich kriege nichts raus davon: Keine Freizeit, kein neues wissenschaftliches Dings, keine Unterabteilung, kein Forschungslabor oder was auch immer man sich vorstellen will. Meinetwegen kann man sich auch Geld vorstellen, obwohl ich da jetzt nicht unbedingt drauf abgefahren wäre, aber irgendetwas davon in dieser Waagschale fehlte, wo man sagt, das gleicht irgendetwas aus – das war es einfach nicht mehr.

Und dann sagt man: Okay, ich bin jetzt soundso alt, was mache ich denn, wenn ich 50 bin? Stehe ich da immer noch und operiere den ganzen Tag den Tumor? Was mir um des Patienten Willen und des Teams Willen Spaß macht und gut ist, aber wer dankt mir denn das? Also der Patient, ja, aber am Ende bin ich vielleicht der alternde Oberarzt, der da total unglücklich ist und so eine gewisse Traurigkeit trägt. Und das ist jetzt weg – also ich habe dadurch mehr Leichtigkeit und mehr Freizeitgewinn.

Auch in die Sauna gehe ich sehr gerne und letztes Jahr habe ich mir ein neues Fahrrad gekauft (*lacht*) – und verheiratet bin ich auch, seit letztem Jahr.

Das ist jetzt auch eigentlich kein Geheimnis mehr, aber ich bin jetzt nicht so der Typ, der jetzt damit hausieren gehen muss. Meine Freundin war schon mal verheiratet, mit einem Zahnarzt und ist jetzt auch Zahnärztin; sie haben auch gemeinsam eine Tochter, aber die hat dann später bei uns gelebt und ist jetzt schon groß. Ich kenne sie eigentlich vom Anfang meines Studiums, sie hat mit mir studiert und ist seitdem meine Freundin; da war Johanna, glaube ich, fünf oder sechs; ganz süß und da war ich immer zum Lernen, wir waren damals eine Lerngruppe. Sehen Sie, so fingt das an. Da war sie ja noch verheiratet (*lacht*) – irgendwie, ich weiß nicht, ist es so entstanden. Und dann hat sie sich wegen mir nicht von ihm getrennt. Nein, nein, ich war ganz zurückhaltend und später haben die sich dann doch getrennt, das war auch alles ganz schlimm, wegen ihm, nicht wegen ihr. Der Zahnarzt ist fremdgegangen mit einer Helferin und na ja, wie das so ist (*lacht*). Auf jeden Fall ist er dann gegangen und das Kind ist bei ihr geblieben. Irgendwann in den nächsten Jahren sind wir mit der Zeit zusammengewachsen und zusammengezogen, da war Johanna fünfzehn oder so? Die kannte mich dann schon länger und wusste das auch schon immer. Letztes Jahr ist sie ausgezogen, studiert aber nichts Medizinisches – sie wird nicht Zahnarzt. Sie hat es geschafft: Kein Zahnarzt! Sie studiert soziale Arbeit und macht da jetzt ihr praktisches Jahr. So ist diese Familienphase zeitlich anders als bei anderen vielleicht. Ich war ja relativ jung im Gegensatz zu ihrer Tochter, weil meine Freundin sie sehr, sehr jung bekommen hat, wie das halt manchmal so passiert. Wir sind immer gut miteinander ausgekommen. Ja, es geht halt nicht immer geradeaus. Es geht auch mal rechts und mal links. Ich hätte auch nie gedacht, dass ich heirate.

Es dauert ja oft eine ganze Weile, bis man auch mit solchen Dingen klar kommt, wenn man aus dem erwähnten katholischen Elternhaus stammt. Aus diesem kleinen Dorf in Hessen und geht in die große, weite Welt nach Gießen und wird Ärztin und macht noch ein bisschen dieses und jenes. Ja, das hat alles eine sehr glückliche Wendung genommen, wie ich finde.

Irgendwann denkt man: Okay, wie finde ich den Platz in diesem Leben? Ich wusste schon damals, in der Schule, irgendwie, ich würde eigentlich nicht heiraten. Also ich wusste, dass das mit Mutter, Vater, Kind, irgendwie in dieser Schublade, bei mir nicht klappt. Ich meine, vielleicht hat man sich deshalb viel in den Beruf gestürzt und da eben besonders oft Punkte und Scheine gesammelt. Und noch eine Prüfung gemacht, um besser zu werden, weil man denkt, an einer anderen Stelle vielleicht nicht ganz in Ordnung zu sein. Klingt jetzt komisch, aber ich meine, man denkt, man muss das irgendwie ausgleichen oder sich da in eine Betriebsamkeit stürzen und beweisen, dass man gut ist und dass man dieses oder jenes kann, aber man muss dafür was tun. Von alleine geht das nicht. Es dauert halt seine Zeit, bis man alles beieinander hat und das alles mit den Eltern und so wieder im Lot ist. Das haben die sich natürlich auch nicht gewünscht. Die wollten ja, dass ich Lehrer werde und nachmittags meine Kinder versorge. Das ist ja auch ein schöner Traum und es hat ja keiner was gegen eine Standardfamilie, aber wie viele Standardfamilien gehen vielleicht in die Hose? Ich glaube, wir haben jetzt eigentlich einen ganz guten Weg gefunden. Auch die Tochter hatte schwierige Phasen in der Pubertät. Mein Gott, das war schon wüst zwischendurch. Es ist aber irgendwie nach der Schule gut gelaufen und sie hat dann einen Studienplatz bekommen. Das sind halt die kleinen Sorgen, die man so hat. Weil sie auch keinen Studienplatz hatte, hat sie erst ein soziales Jahr gemacht. Sie wollte nicht studieren, sie war ganz anti. Aber das weiß man nie, wie das so ist bei Scheidungskindern, in der Situation steckt man dann nicht drin.

Ich kann ja nicht sehen, wie sie sich fühlt und die sagen das in dem Alter auch nicht. Sie war sieben oder acht, als die Eltern sich getrennt hatten, nach der Scheidung. Ich glaube das gibt denen schon einen argen Puff, so, dass die in der Schule so ein bisschen ins Schlingern kommen und dann relativ spät die Kurve wieder kriegen. Damals, als wir zu dritt auf Teneriffa im Urlaub waren, da war sie vielleicht dreizehn oder so was, hat sie den ganzen Urlaub nicht mit uns gesprochen – zwei Wochen lang nicht. Es lag aber gar nichts vor – also unserer Meinung nach (*lacht*). Das ist ja auch immer so relativ. Und da gab es gerade im ersten Jahr dieses blöde Dschungelcamp-Dings (Fernseh-Serie), das war da gerade irgendwie neu. Das Einzige, was das Kind die ganze Zeit gemacht hat, ist, nachts dieses komische Dschungelcamp zu gucken. Das weiß ich noch wie heute: Dieser Urlaub war die totale Katastrophe. Wir haben Ausflüge gemacht, wir haben ein Auto gemietet. Wir haben gefragt: „Was willst du denn machen? Willst du in den Soundso-Park oder an den Strand?"; nichts wollte das Kind. Und jetzt, wo sie 23, 24 ist, haben wir gesagt, wir fahren im April an die Mecklenburgische Seenplatte, mit dem Auto und nehmen die Fahrräder mit und machen da Fahrradtouren. Da kann man ganz toll fahren, um die einzelnen Seen. Und jetzt hat sie von sich aus gesagt, wenn wir eine Ferienwohnung haben, kommt sie mit und bringt ihren Freund mit. Okay, also den kennen wir ja schon, der ist ja schon öfter hier gewesen. Das klappt auch alles ganz gut. Mein Gott, jetzt will das Kind mit uns in den Urlaub fahren! Ich meine, wer denkt denn das? Da habe ich dann gesagt: „Also, jeder hat sein eigenes Zimmer und es wird abwechselnd gekocht."

Weshalb wir geheiratet haben, das kann man sich ja auch nochmal hinterfragen, wenn man schon fünfzehn Jahre zusammen ist. Das hat verschiedene Gründe. Nicht wegen der Steuer, aber wenn man so darüber nachdenkt: Wenn man älter wird und man hat mal vielleicht irgendwelche Krankheiten, dass der andere einen im Krankenhaus besuchen kann und dass man auch rechtlich abgesichert ist, dass man Auskunft erhält oder dass man auch mal eine Entscheidung trifft und nicht die Eltern des anderen fragen muss, was jetzt los ist oder was gemacht werden darf oder was nicht. Also, es stand jetzt nichts Größeres an, aber man muss sich ja irgendwann mal Gedanken darüber machen. In den meisten Fällen bekommt man ja Auskunft, auch, wenn man sagt, man ist der Partner. Also ich kenne es auch von unserer Station, oder auch jetzt, wenn man Patienten hat und jemand sagt: „Oh, das ist mein Partner!" und kann der mit reinkommen und wir sprechen auch gemeinsam darüber, damit habe ich auch kein Problem als Behandlerin. Aber wer weiß da schon, an wen man mal gerät oder auf einer Intensivstation oder sonst was. Aus dem Grund wollten wir gerne, dass das irgendwie in geregelten Bahnen ist und dass man das organisiert hat; man wird ja nicht jünger. Eigentlich hat sie gesagt, sie will nicht mehr heiraten – das hatte sie ja schon mal. Das (*lacht*) wäre zwar am Anfang ganz nett, aber dann nicht mehr (*lacht*). Das wollte sie nicht, deshalb musste ich auch erst ein bisschen warten. Ich glaube, ich hätte vielleicht schon aus romantischen Gründen früher gefragt, aber man muss ja, bevor man fragt, sich sicher sein, dass die Antwort „Ja" ist. Man stellt keine Vorfragen, aber man versucht, es immer mal zwischen den Zeilen herauszulesen. Und so musste ich etwas warten, bis das Licht von Rot auf Grün ging; erst dann habe ich gefragt. Letztendlich doch nicht ganz ohne Risiko, aber mit guten Chancen und auch aus romantischen Gründen, also das kann man nicht leugnen. Egal, ist ja jetzt ein ganz anderer Lebensplan, wobei, eigentlich ist es ja gar kein anderer: Eigentlich denkt man, man lebt irgendwie gegen den Strom, aber eigentlich stimmt es gar nicht. Man will ja das gleiche wie die anderen auch: Irgendwie eine nette Partnerschaft oder Vertrauen und wenn man schon lange zusammen ist, dass man dann halt mal sagt: „Wir machen das jetzt offiziell." und dann ist es gut – keine eigenen Kinder. Johanna war halt schon immer ein bisschen groß und ich bin auch nicht aufgetreten wie die Mutter. Ich glaube das war aber auch wichtig, weil sie das zu dem Zeitpunkt nicht gebraucht hat. Nicht noch ein Erwachsener, der ihr noch mehr sagt, was sie machen oder nicht machen soll. Sie hatte ja schon einen recht strengen Vater, der ihr später immer gesagt hat, sie solle Jura oder Medizin studieren. Ich war eher nicht in einer Mutterrolle. Ich weiß noch, dass Ihre Mutter auch immer parallel noch gearbeitet hat. Zwar keine volle Stelle, aber ich bin manchmal so mittags mit dem Kochen eingesprungen. Ich bin nicht der große Koch, das ist eher die totale Katastrophe. Ich bin auch nicht der mütterliche Typ, aber sie hat sich jedes Mal wieder gefreut, wenn ich wieder dran war. Wir hatten einen Tag in der Woche, da haben wir noch nicht zusammengewohnt, da bin ich aus dem Studium, habe mich aus der Abteilung gestohlen, das gebe ich zu. Eigentlich musste ich ja zurück zum Arbeiten, aber an einem Tag in der Woche habe ich gesagt: „Ich habe da noch einen Kurs." und habe dann Johanna bekocht, das war immer der Spaß schlechthin. Ich habe dann immer versucht, Sachen zu kochen, die meine Oma mir gemacht hat: Toastbrot-Pfannkuchen, Kartoffel-Reibekuchen mit Wein-Soße oder mit Apfelweinschaum-Soße – ganz fantastische Sachen habe ich gekocht. Das war aber nicht mütterlich, das war vielleicht eher als freundschaftlich zu bezeichnen. So sind wir eigentlich, glaube ich, ganz gut gefahren, ohne dass ich jetzt ein vorhandenes oder nicht vorhandenes Muttergen ausspielen konnte oder nicht; das weiß ich nicht, ob man das hat oder haben muss. Jetzt habe ich nochmal das Glück, dass meine Schwester, die fünfeinhalb Jahre jünger ist und, Achtung: drei Jungs hat, auch Hilfe braucht. Die Jungs sind null, zwei und vier, also ist da ziemlich viel Spaß am Start. So habe ich jetzt mit ihr ausgemacht, dass ich einmal die Woche da bin, entweder den Mittwochnachmittag, wenn ich den nicht anderweitig besetze oder am Wochenende und da irgendeine Kinderschicht und Bespaßung übernehme. Oder ich nehme den Großen, den kann man jetzt schon mitnehmen, ins Kindertheater, sodass ich da, sagen wir mal, das Tränchen, was ich vielleicht halb vergieße, wenn ich keine eigenen Kinder habe, dass ich mich eben mit meinen Neffen austobe. Wenn die weinen und schreien, kann ich sie auch wieder abgeben, das machen die aber ganz selten. Die sind recht brav, selbst der Allerkleinste, wo man ja denkt, die hängen noch sehr an der Mutter, also den kann man sich unter den Arm klemmen und dann spiele ich mit den Großen Memory und habe einfach parallel den allerkleinsten, dicken noch irgendwo unter dem Arm und der will einfach nur dabei sein. Der nimmt seine Memory-Karte und sabbert die ein bisschen voll. Also an eigenen Kindern mangelt es zwar, aber drum herum sind noch welche und man muss sich mal Gedanken drüber machen, dass man nicht, wenn man 60 ist oder weiß ich nicht was, dann auf die Nase fällt und sagt: „Ach, hätte ich doch."

Die biologische Uhr ist jetzt abgelaufen und man muss, bevor das passiert, irgendwie nach Alternativen Ausschau halten. Zu der Zeit, zu der es noch hätte gehen können, habe ich mich habilitiert und dann ging es halt auch nicht mehr.

Kapitel 6

Schlusswort

Bei den Kolleginnen, mit denen ich Interviews geführt habe, handelt sich um eine besondere Selektion. Alle Kolleginnen sind besonders engagiert, haben ihren Beruf als Berufung gewählt, sind ihren individuellen Weg gegangen. Sie sind humorvoll und zuversichtlich, nahmen auch Umwege in Kauf. Sie alle bekleideten verschiedene Rollen und wurden diesen gerecht. Etwas, was die Frauen von Männern unterscheidet. Männer nehmen weniger Rollen wahr als Frauen, was als einer der Gründe für die geringere Lebenserwartung der Männer diskutiert wird.

Die Interviews ließen sich noch zur Bearbeitung weiterer Fragestellungen heranziehen:

- Ändern sich die Lebensläufe im Zeitverlauf?
- Ändert sich das Bild der Frau oder der Ärztin im Zeitverlauf?
- Welche Handlungsstrategien entwickeln Frauen zur Bewältigung ihrer Doppelrolle bzw. zur Bewältigung ihrer Situation und ggf. in der Familie? Wie ist das Rollenverständnis?
- Wie gestalten sich familiäre und berufliche Situation?

- Gibt es vergleichbare Muster zwischen den beiden Rollen in Familie und Beruf
- Gibt es Auswirkungen aus der Vergangenheit (Sozialisation) auf die Gegenwart?
- Was hindert bzw. befördert weibliche Karrieren?
- Gibt es Gründe, weshalb Ärztinnen in Führungspositionen kaum vertreten sind, und lässt sich etwas aus den Lebensläufen ableiten?

Selbstverständlich sind weitere Fragestellungen denkbar. Eine Beantwortung der Fragen erfolgt nicht. Diese wäre einem weiteren Projekt vorbehalten. Die dazu gewählte Methodik, wie sie sich im Anhang darstellt, könnte noch erweitert werden. Angemerkt werden sollte, die Autorin sei auf halbem Wege mit ihrem Vorhaben, weibliche Lebensverläufe bei Ärztinnen vorzustellen, hängengeblieben; das mag sein. Die Interviews stellen einen wichtigen Beitrag zur Darstellung von weiblichen Lebensläufen in besonderen Berufen dar. Bisher sind kaum Biografien im Zeitverlauf veröffentlicht worden. Deshalb ist diese Darstellung weiblicher Berufsverläufe so wichtig.

Offensichtlich sind Frauen dort besonders vertreten, wo im Mittelbau arbeitsintensive und zeitaufwändige Tätigkeiten notwendig sind. Das könnte auch die steigende Zahl der Ärztinnen erklären. Weiterhin scheint die eigene Zeiteinteilung für Frauen wichtig zu sein. Dies ist möglich durch die Selbstständigkeit in einer Praxis und dem heutzutage größeren Angebot an Teilzeitarbeitsstellen. Für Frauen spielt die Vereinbarkeit von Familie und Beruf eine wesentliche Rolle, was zum Beispiel Kinderbetreuung und entsprechende Angebote notwendig macht. Erwerbsunterbrechungen, zum Beispiel durch Elternzeit, führen regelmäßig zu einem Karriereknick und gehen im Allgemeinen mit Gehaltseinbußen einher. Über Gehalt wird meist nicht gesprochen, sodass hier auch die Vergleichbarkeit fehlt. Insofern sind – nicht zuletzt wegen fehlender Möglichkeiten der Versorgung von Kindern – Positionen schwierig zu erreichen, die Vollzeit voraussetzen. Zur

Erreichung von Führungspositionen wird oft daran gedacht, dass sich der Einzelne selber meldet, was bei Frauen nicht unbedingt häufig vorkommt. Nicht zuletzt scheint es eine stillschweigende männliche Übereinkunft zu geben, Führungspositionen lieber unter sich aufzuteilen. Diese Auffassung erscheint evident zu sein, wird ein Blick auf die Verteilung der C4 Professuren geworfen. „Nach Angaben des Statistischen Bundesamtes für 2001 existieren in der Klinisch-praktischen Humanmedizin in Deutschland insgesamt 790 C4- und 815 C3-Professuren. 2,8 Prozent dieser C4- und 6,6 Prozent dieser C3-Postionen sind mit Frauen besetzt. In der Klinisch-theoretischen Humanmedizin (einschl. Zahnmedizin) gibt es 381 C4- und 333 C3-Positionen. Der Frauenanteil beträgt 5,3 (C4) bzw. 10,5 (C3) Prozent. Speziell in der Klinisch-theoretischen Humanmedizin werden jedoch Positionen oft z. B. auch mit Biologinnen besetzt." [16]

Tabelle 1: Frauenanteile am Berufungsgeschehen (C3- und C4-Professur) der medizinischen Fächer 1998–2002 an Universitäten, kumulierte Werte

	Human- und Zahnmedizin (C3)	**Veterinär-medizin (C3)**	**Human- und Zahnmedizin (C4)**	**Veterinär-medizin (C4)**
Bewerbungen	13,0 %	13,0 %	8,0 %	9,0 %
Listenplätze	12,0 %	14,0 %	8,0 %	14,0 %
Berufungen	12,0 %	27,0 %	8,0 %	13,0 %
Ernennungen	10,0 %	18,0 %	5,0 %	0,0 %

Quelle: „BLK – Bund-Länder-Kommission (2003): Frauen in Führungspositionen an Hochschulen und außerhochschulischen Forschungseinrichtungen. Siebte Fortschreibung des Datenmaterials, Bonn, 2003, eigene Berechnungen"

Kapitel 7

Anhang

Bislang gibt es nur den Text der Interviews, die mit den Ärztinnen geführt wurden. Es handelt sich um eindrückliche Beispiele von Lebensläufen, im Grunde aus zwei Jahrhunderten. Möglich wären eine detaillierte Aufschlüsselung und Untersuchung der Interviews. Darauf wurde an dieser Stelle bewusst verzichtet, um den Rahmen nicht zu sprengen. Die Interviews sprechen für sich. Sie sind selbstverständlich, wenn gewünscht, einer weiteren Erforschung zuführbar. Dies könnte im Rahmen der wissenschaftlichen Untersuchung von Interviews möglich sein.

Methodik

Zunächst stellte sich die Frage der Methodik. Es erschien mittels eines fokussierten Interviews möglich zu sein, biografische Hintergründe zu erfahren.

Es wurden zunächst probeweise Interviews geführt. Es zeigte sich, dass eine Änderung der Methode notwendig war. Die vorgegebenen Fragen stellten eine Einengung dar und störten den freien Redefluss.

Intendiert war, einen genaueren Einblick in bisher nicht differenziert untersuchte Forschungsfelder zu gewinnen. Es war vorgesehen, Exploration für Fragen und neue Felder zu bearbeiten, spezielle Themenbereiche, die sich mit den subjektiven Erklärungen der Betroffenen selbst beschäftigen. Hier bietet die biografische Fallrekonstruktion den besten Zugang, zumal das Verhältnis und der Zusammenhang zwischen Individuum und Gesellschaft im Mittelpunkt steht (Ituarte, 2005). Denn hier ist die Frage der Untersuchung, wie hängen Subjekt und Gesellschaft hinsichtlich der Karriere von Ärztinnen zusammen. Deshalb erschien die biografische Fallrekonstruktion zunächst die geeignetste Methode zu sein. So gestalteten sich die Überlegungen.

Bei der biografischen Fallrekonstruktion geht es darum, die Rekonstruktion der Bedeutung von einzelnen Phänomenen in ihrem Entstehungszusammenhang zu sehen. Es wird nach der Wechselwirkung zwischen biografischen Erfahrungen und ihrer Konfiguration in der biografischen Konstruktion gesucht (Rosenthal, 2008). Es geht bei diesen biografischen Analysen nicht nur um eine Betrachtung der biografischen Selbstdefinition von Individuen, sondern auch um die Analyse von Zuschreibungen, welche von anderen Personen dazu geäußert werden (Rosenthal, 2008). Ein weiteres Ziel war, dass durch die Methodenwahl eine theoretische Verallgemeinerung am Einzelfall angestrebt werden sollte (Rosenthal, 2008). Allerdings geht es hier jeweils um den individuellen Lebenslauf und den einzelnen Menschen.

Abgegrenzt werden sollte diese Methode zur Psychoanalyse. Im Unterschied zur biographischen Fallrekonstruktion geht es bei der Psychoanalyse darum, den Prozess zum Beispiel einer Krankheit zu untersuchen und wie es zu deren Erscheinungsbild, wie es sich jetzt darstellt, kommt. Dabei wird angestrebt, das jetzige Erscheinungsbild der Erkrankung in die gesamte Biografie einzuordnen und deren Hergang bzw. den Hintergrund zu klären. Hier ist es möglich, die Beziehung zwischen Individuum und

Gesellschaft zu verstehen. In erster Linie geht es natürlich in der Psychoanalyse darum, pathologische Kategorien zu klären. Bei der Psychoanalyse geht es des Weiteren darum, eine strukturelle Änderung herbeizuführen, indem pathologische Verhaltensmuster erklärt und eine neue Entwicklung in Gang gebracht wird. Das bedeutet, dass sich Verhaltensmuster ändern werden. Dies ist nicht Ziel einer biografischen Fallrekonstruktion, da es sich hierbei nicht um ein Behandlungsverfahren handelt, sondern eher um eine darstellende, aufdeckende Methode.

Da es sich beim Untersuchungsgegenstand aber um zunächst nicht vorgegebene Prozesse und Ereignisse handelt, die sich das Subjekt gestellt hat, erschien die Methode an dieser Stelle nicht ganz passgerecht zu sein. Es war auch nicht in erster Linie intendiert, den Prozessverlauf zu beleuchten, sondern Hintergründe dafür zu erhalten, was unbewusste Hintergründe und Argumentationen sind.

Es zeigte sich, dass speziell bei unbewussten Hintergründen gegebenenfalls die vorgegebenen Fragen ebenfalls einschränkend wirken bzw. dass gegebenenfalls der Redefluss unterbrochen wird. Auch könnte er durch die Fragen zu starken Interventionen unterliegen. Deshalb musste ein anderes Instrument gesucht werden. Diese fand sich in einem biographischen Verfahren, nämlich im narrativen Interview. Diese Methode erschien günstig, weil sie für Untersuchungsgegenstände mit einen Prozess- und Ereignischarakter geeignet ist. Es kann das subjektive Erleben von Beteiligten geschildert werden. Ganz besonders für die Analyse sozialer Aktivitäten in ihrem Verlaufscharakter wird die Methode verwendet. Dabei ist es möglich, die umfassende Rekonstruktion von Handlungskonstellationen und Handlungsabläufen in ihrer sozial strukturellen Kontextuierung und Bedingtheit zu entziffern. Gleichzeitig wird der Blick auf Diskrepanzen zwischen Handlungsplänen und Handlungsorientierungen und den teils fremdbestimmten Handlungsmöglichkeiten der Subjekte aufgezeigt. Mithin können prozessuale Veränderungen der

Handlungspläne und Handlungsorientierungen der Subjekte und unintendierte Folgen von Handlungsabsichten auf der Akteursebene systematisch erfasst werden (Kleemann, 2009, 1.Aufl.).

Wie bereits erwähnt, hatte sich nach weiterer Prüfung nämlich herausgestellt, dass es zu einer starken Einschränkung kommt, wenn es Zwischenfragen gibt bzw. nicht völlig freigesprochen werden kann. Beim narrativen Interview können mögliche, sich ergebende Fragen im Verlauf des Interviews bei einem weiteren Gesprächstermin erörtert werden.

Dieses Vorgehen sprach für das narrative Interview. Durch die Wahl dieser Methode wurde es möglich, frei sprechen zu lassen und erst in einem zweiten Termin ergänzende Fragen zu stellen, was wichtige Hinweise und Informationen ermöglichte. Das narrative Interview könnte folgendermaßen beschrieben werden: Erzählungen sind „natürliche, in der Sozialisation eingeübte Diskursverfahren, mit denen sich Menschen untereinander der Bedeutung von Geschehnissen ihrer Welt versichern" (Wiedemann, 1986, Seite 24).

Durch Erzählungen werden übergreifende Handlungszusammenhänge und Handlungsverkettungen sichtbar. Erzählungen dienen auch der Verarbeitung, der Bilanzierung und Evaluierung von Erfahrungen (Mayring, 2002, Seite 72). Dies bedeutet, dass es um subjektive Darstellungen von Geschehnissen geht.

Nach Mayring (Mayring, 2002, Seite 72) lässt sich eine Erzählung in sechs Teile gliedern:

- Abstrakt als einführender Überblicksteil
- Orientierung als Schilderung, worum es geht
- Komplikation
- Evaluation als Einschätzung des Geschehens
- Auflösung
- Koda als Schlussbetrachtungen

Als Grundgedanke sieht Mayring (Mayring, 2002, S. 73):

Das narrative Interview will durch freies Erzählen lassen von Geschichten zu subjektiven Bedeutungsstrukturen gelangen, die sich einem systematischen Abfragen versperren würden. Die Strukturierung des Gesprächs geschieht durch den universellen Ablaufplan von Erzählungen, den der Interviewer unterstützt.

Als Anwendungsgebiete sieht Mayring (Mayring, 2002, S. 74), Thematiken mit starkem Handlungsbezug. Sie sind für mehr explorative Fragestellungen einsetzbar, vor allem wenn es darum geht schwer abfragbare subjektive Sinnstrukturen zu erfassen.

Damit ergibt sich auch gleich das Ablaufmodell des narrativen Interviews nach Mayring (Mayring, 2002):

- Definition des Erzählgegenstandes
- Stimulierung der Erzählung
- Durchführung mit Aufrechterhaltung des roten Fadens der Erzählstruktur
- Nachfragen in Richtung der intendierten subjektiven Bedeutungsstruktur

Ziel des narrativen Interviews ist, darzustellen, wie der Befragte selbst seine soziale Wirklichkeit sieht oder wie diese von ihm wahrgenommen wird. Kleemann geht davon aus, dass narrative Darstellungen einer inneren Logik folgen. Diese kann dem Forschenden sichtbar werden. Auch kann die Absicht, die hinter einer Erzählung steht, erkennbar werden (Kleemann, 2009, 1.Aufl. S. 64). Er erwartet nämlich nicht, dass Sachverhalte unvoreingenommen dargelegt werden.

Schütze (Schütze, 1977), auf den das narrative Interview zurückgeht, gibt an, dass es grundlegend drei sprachliche Darstellungsformen gibt, die im Interview zum Tragen kommen: Erzählung – Beschreibung – Argumentation.

Dies zu wissen ist deshalb wichtig, weil der zum spontanen Erzählen Aufgeforderte nicht vorher Zurechtgelegtes erzählt. Der Stegreiferzählung kommt eine besondere Bedeutung für die Analyse sozialen Wirklichkeit zu. Wer im Anschluss an eine spontane mündliche Aufforderung einmal mit dem Erzählen begonnen hat, unterliegt drei Zugzwängen des Erzählens. Sie gründen in gemeinsam geteilten, alltagskulturell verankerten Erwartungen darüber, wie die richtige Erzählung auszusehen hat.

Die drei Zwänge sind: Gestaltschließungszwang, Kondensierungszwang und Detaillierungszwang (Kleemann, 2009, 1.Aufl. S. 66). Wie bereits gesagt, handelt es sich um eine Stegreiferzählung. Das heißt der Befragte stellt eigene Erlebnisse ohne vorherige Planung und Überlegung dar. Deshalb ist es wichtig, ihn zu einer spontanen Erzählung anzuregen. Nur Interviewdaten mit hohem Erzählanteil lassen sich sinnvoll narrationsanalytisch auswerten. Das bedeutet, Datenerhebung und Datenauswertung sind eng miteinander verknüpft (Kleemann S. 73).

Umsetzung

Interviewführung

Sie gliedert sich, wie bei Kleemann (Kleemann, 2009, 1. Aufl. S. 74) ausgeführt, in 3 Teile, nämlich in Erzählaufforderung, erzählgenerierendes Nachfragen und ergänzende Beschreibung und Stellungnahmen.

Damit beginnt das narrative Interview mit einer ausdrücklichen Aufforderung zu erzählen. Der Interviewer grenzt dabei den Gegenstand der erwarteten Erzählung genauer ein und bittet, jetzt möglichst genau und umfassend so zu erzählen – wie es gerade dem Befragten einfällt. Der Interviewer gibt dabei keine Kommentare und keine Zwischenfragen ab, er animiert nur zu sprechen, ist aufmerksam, was er durch Nicken oder Hörsignale wie „ja“, „m-hm“ zeigt.

Wenn der Befragte seine Darstellung zum Abschluss gebracht hat, kommen erzählgenerierende Nachfragen zu einzelnen Aspekten der vorangegangenen Erzählung zum Einsatz.

Zuletzt wird der Befragte durch entsprechende Nachfragen systematisch zu abstrahierenden Beschreibungen und argumentativen Stellungnahmen aufgefordert.

Dies bedeutet, der Interviewte kann seinen Gedanken freien Lauf lassen, sie formulieren und aussprechen. Vom Interviewer wird er dazu motiviert und ermuntert durch entsprechende Gesten und Aufmunterungen.

Transkription

Nachdem das Interview nun auf Tonband vorliegt, wird die Transkription durchgeführt. Dabei gibt es verschiedenes zu beachten (Kleemann, 2009, 1. Aufl., S. 76 ff).

Das auf Tonband aufgezeichnete Interview wird im Wortlaut in Schriftform verfasst. Sofern es parasprachliche Elemente wie zum Beispiel Hüsteln, oder Räuspern, Stille oder Pausen gibt, werden diese festgehalten.

Auch die Signale des Interviewers, indem er „ja" sagt oder entsprechende Hörsignale von sich gibt, werden notiert.

Analyseschritte

Es geht bei der Narrationsanalyse darum, den Einzelfall intensiv zu analysieren, aufzuschlüsseln. Gleichzeitig handelt es sich aber auch um ein fallvergleichendes Verfahren.

Deshalb werden im Anschluss an die Einzelfallanalyse die Fälle auf typische Unterschiede und Gemeinsamkeiten hin untersucht und analysiert.

Das Ziel ist, eine Typologie im Hinblick auf die leitende Fragestellung der Untersuchung herauszuarbeiten.

Dabei umfasst die Narrationsanalyse fünf Schritte, die nacheinander abgearbeitet (Kleemann Seite 76) und erläutert werden:

- Formale Textanalyse
- Strukturelle inhaltliche Beschreibung
- Analytische Abstraktion

- Wissensanalyse
- Fallvergleichende Analyse, diese bildet den Abschluss

Die Interviews wurden geführt und ausgewählt nach dem Prinzip des minimalen und maximalen Vergleichs (Glaser & Strauss, 1984) (Strauss, 1991) und ausführlich analysiert. Im Anschluss folgen einige Ausführungen zu den oben dargestellten Schritten.

Formale Textanalyse

Es geht jetzt darum, eine formale Gliederung des Interviews herbeizuführen. Die dargestellten Sachverhalte werden nicht inhaltlich analysiert. Es geht darum, eine formal sprachliche Struktur der Darstellung herauszufinden. Die Erzählung wird auf der Grundlage ihrer sprachlichen Struktur formal gegliedert. Damit ergeben sich zwei Teilschritte:

- Ausklammerung nicht narrativer Passagen
- Strukturierung der Erzählung in formale Frequenzen

Strukturelle inhaltliche Beschreibung

In einem zweiten Schritt wird die Handlungsweise des Akteurs untersucht. Die zunächst anhand formal sprachlicher Kriterien identifizierten Sequenzen werden inhaltlich genauer bestimmt und in ihrem inneren Zusammenhang analysiert. Dies lässt sich in drei Schritten bewerkstelligen:

- Die inhaltliche Beschreibung der zuvor identifizierten Einzelfrequenzen
- Deren Verbindung zu größeren Zusammenhängen – den Sinneinheiten
- Die strukturelle inhaltliche Beschreibung dieser größeren Sinneinheiten.

Analytische Abstraktion

Bei diesem Schritt geht es darum, sich von den konkreten Handlungskontexten der einzelnen Sinneinheiten zu lösen, um die „biografische Gesamtformung" (Schütze 1983, Seite 286) des Falles zu erfassen. Es geht darum, die für die Gesamtbiografie dominante Prozessstruktur des Lebensablaufs in ihrer spezifischen Ausprägung zu erfassen.

Es werden zunächst für jede Sinneinheit einzeln die zuvor inhaltlich erfassten konkreten biographischen Handlungsweisen von den konkreten biografischen Ereignissen abstrahiert. Im Vergleich dieser abstrakten Handlungs- bzw. Verhaltensmuster wird dann die insgesamt dominante biografische Prozessstruktur des Falles identifiziert

Wissensanalyse

Bei diesem Schritt ist beabsichtigt, die rekonstruierten tatsächlichen Handlungs- und Verhaltensweisen des Akteurs mit seinen Deutungen, Wahrnehmungen und Wertungen in Beziehung zu setzen. Nachdem der untersuchte Prozess in seinem vom Befragten wahrgenommenen faktischen Verlauf gemäß den Schritten 1 bis 3 (siehe oben) rekonstruiert wurde, werden nun zur Analyse des Falles auch die zuvor ausgeklammerten nicht narrativen Passagen des Interviews hinzugezogen. Diese Passagen bieten Aufschluss darüber, welche Handlungsabsichten und Motive der Befragte zum Zeitpunkt des Geschehens hatte, welche sozialen Deutungen und Orientierungen seinem Verhalten zugrunde liegen. Es wird erfasst, wie dieses Verhalten im Nachhinein bewertet wird. Herauszuarbeiten sind die sozialtypischen Merkmale und Hintergründe der Deutungen, Wahrnehmungen und Wertungen des Akteurs.

Auch Änderungen der Deutungen, Motivationen und Orientierungen von Menschen im Zeitverlauf können erfasst werden. Sie sind daher in einer prozessualen Perspektive zu lassen, d. h. an den bereits rekonstruierten Verlauf des Prozesses zurückzubringen. Außerdem können die Gründe für ein bestimmtes Verhalten nicht nur in vorgängigen Deutungen, Wertungen und Orientierungen, sondern auch in der Handlungssituation selbst bzw. in dort sich ereignenden Veränderungen bzw. Entwicklungen zu finden sein und sich verändernd auswirken auf die frühere Einschätzung.

Eine besondere Sequenzialität setzt die narrative Analyse voraus. Die einzelne zu interpretierende Äußerung wird daraufhin untersucht, ob sie Teil einer Erzählung ist und wird dann analysiert. Erzählungen werden einerseits im narrativen Interview zur Rekonstruktion biographischer Verläufe stimuliert und erhoben. Andererseits wird das Leben als Erzählung (Bruner, Life as Narrative, 1987) betrachtet, um die narrative Konstruktion von Wirklichkeit (Bruner, The Narrative Construction of Reality, 1991) zu analysieren, ohne dabei ein explizit auf Hervorlockung von Erzählungen abzielendes Erhebungsverfahren zu verwenden.

Kontrastierender Fallvergleich

In diesem Schritt werden die Einzelfälle miteinander verglichen. Grundlage dafür sind die umfassenden und auf die konkrete Forschungsfrage bezogenen Fallanalysen der einzelnen Interviews, die mittels der vorgenannten Auswertungsschritte herausgearbeitet wurden.

Ziel ist es, nach den von Glaser und Strauß (Glaser B. G., 1967) im Rahmen ihrer Grounded Theory entwickelten Prinzipien des „minimalen und maximalen Kontrasts“ theoretisch relevante, typische Gemeinsamkeiten und Unterschiede zwischen den Fällen zu entdecken. Diese müssen nicht von vornherein klar sein, sondern können sich im Lauf des Prozesses des Fallvergleiches herausbilden.

Nutzen und Grenzen der Methode

Mit der Narrationsanalyse ist es möglich, alle Untersuchungsgegenstände zu untersuchen, bei denen ein Prozess bzw. ein Ereignischarakter erkennbar und aus dem subjektiven Erleben von Beteiligten schilderbar ist.

Erzählt werden selbst erlebte Ereignisse. Der Interviewer regt dazu an, die Geschichte dieses Objektbereichs als eine zusammenhängende Erzählung aller relevanten Ereignisse in Gänze wiederzugeben. Möglich ist dies durch eine erzählgenerative Anfangsfrage (Hermanns, 1992).

„Objektbereich“ kann dabei die Lebensgeschichte des Interviewten sein (Riemann, 1987). Gleichzeitig sind Eingrenzungen auf bestimmte Aspekte möglich, in Abhängigkeit vom Thema – z. B. Eingrenzung auf berufliche Aspekte (Herrmanns, 1984). Dabei erzählt der Interviewte seine Lebensgeschichte so, wie er sie erlebt hat, in den Relevanzen und Fokussierungen, wie es für seine Identität konstitutiv und damit handlungsrelevant ist (Bohnsack, 1993). Das heißt, es geht nicht in erster Linie um eine objektive Dokumentation, sondern um das Erleben und die Wahrnehmung des Interviewten oder des Erzählers.

Im Unterschied zur Stegreifgeschichte wird diese spontan ohne Vorbereitung oder Vorplanung erzählt.

Außerdem können soziale Aktivitäten in ihrem Verlaufscharakter dargestellt werden. Das sequenzielle Analyseverfahren ermöglicht, die umfassende Rekonstruktion von Handlungskonstellationen und -abläufen in ihrer sozialstrukturellen Kontexturierung und Bedingtheit darzustellen. Es eröffnet damit den Blick auf Diskrepanzen zwischen Handlungsplänen und Handlungsorientierungen und den (teils fremdbestimmten) Handlungsmöglichkeiten der Subjekte. Auf dieser Grundlage können sowohl prozessuale Veränderungen der Handlungspläne und Handlungsorientierungen der Subjekte als auch unintendierte

Folgen von Handlungsabsichten auf Akteursebene systematisch erfasst werden.

Einen weiteren Aspekt zeigt Flick (Flick, 2011, 4. Auflage S. 442) auf: Analysen, die sich auf Schütze berufen, würden den Realitätsgehalt von Erzählungen als Datensorte überziehen.

Der Anteil der Darstellung am Erzählten würde ebenso unter- wie der mögliche Rückschluss von Erzählungen auf faktische Abläufe von Lebensverläufen überschätzt. In den seltensten Fällen würden narrative Analysen mit anderen Zugängen kombiniert, durch die sich ihre Grenzen überschreiten ließen.

Ein weiteres Problem liege in der Fallverhaftetheit der Analysen, die auf Grund der Aufwändigkeit der Analyse des Einzelfalls über wenige Rekonstruktionen und Vergleiche kaum hinauskämen. Die auf diesem Wege angepeilte allgemeine Theorie biographischer Verläufe ist bislang noch nicht vorgelegt worden, allerdings gebe es in einzelnen Bereichen aufschlussreiche Typologien. Darüber hinaus gibt es noch weitere Kritikpunkte, die hier vorgestellt werden.

Bohnsack (Bohnsack, 1993, S. 102) gibt zu bedenken, dass kultur-, milieuspezifische bzw. schichtspezifische Verankerung und Gebundenheit für die erzähltheoretischen und auch biographietheoretischen Grundlagen bedeutsam seien. In diesem Zusammenhang stellt sich auch die Frage nach dem Einfluss des Alters und dessen Auswirkungen. Festgemacht wird dies an den diesbezüglichen Unterschieden, die möglicherweise vorhanden sind zwischen dem Untersucher und dem Interviewten, abhängig von deren biographischen Hintergrund.

Des Weiteren werden konsistente Darstellungen angefordert. Allererdings besteht die Möglichkeit, dass der Interviewte metakommunikativ aus der Kommunikation aussteigt, was zu einer „Verzerrung“ der dargestellten Inhalte führen kann (Bohnsack, 1993, S. 105).

So ist wichtig zu erkennen, „...in welcher Beziehung die Erzählung, der Erzählvorgang zu dem steht, was Gegenstand der Erzählung ist“ (Bohnsack, 1993, S. 105).

Inwieweit dem Untersucher von der autobiographischen Darstellung ein Rückschluss auf die dargestellten Sachverhalte möglich ist, ist nicht eindeutig beantwortbar bzw. sollte bedacht werden. Hier könnten auch eigene Anteile des Untersuchers eine Rückwirkung auf die Analyse des Erzählten haben.

Angeführt wird, dass im Zusammenhang mit der Erzählanalyse Erfahrung, Erfahrungskonstitution in ihrer Vielschichtigkeit bedeutsam sind (Bohnsack, 1993). Das bedeutet, dass der Forscher sich seiner eigenen Persönlichkeitsstruktur und seiner eigenen Erfahrung bewusst sein sollte, um eine möglichst „neutrale“ Analyse der Erzählung der des Interviewten zu erhalten.

Auch stellt sich die Frage, inwieweit unterschiedliche Darstellungsprinzipien, z. B. Erzählen und Argumentieren unterschiedlichen Ebenen, der Erfahrungsaufschichtung homolog sind.

Für die vorliegende Frage erweist sich das narrative Interview als günstig. Es werden Grundlagen erforscht, es soll eine Ausgangsbasis für weitere Forschungen gelegt werden. Ein Hinweis auf weitere Untersuchungsrichtungen soll aufgezeigt werden. Damit ist das Untersuchungsfeld maximal offen und es vollzieht sich eine angemessene Einengung durch die Wahl der Methode.

Damit wurden unter Berücksichtigung des Für und Wider die weiteren Interviews als narrative Interviews geführt und ausgewertet, als Grundlage für weitere spätere Untersuchungen.

Literaturverzeichnis

1. BÄK, D. Ä. (2013). Zahl der Woche. *Deutsches Ärzteblatt, Jg. 110, Heft 11*, A480.
2. Bruner, J. (54 1987). Life as Narrative of *Social Research*, S. 11-32.
3. Bruner, J. (18 1991). The Narrative Construction of Reality. *Critical Inquiry*, S. 1-21.
4. Flick, U. (2011, 4. Auflage). *Qualitative Sozialforschung. Eine Einführung.* Reinbek bei Hamburg: Rowohlts Enzyklopädie im Rowohlt Taschenbuch Verlag.
5. Glaser, B. G. (1967). *The Discovery of Grounded Theory. Strategies for qualitative Research.* New York: de Gruyter.
6. Glaser, B. G., & Strauss, A. L. (1984). Die Entdeckung gegenstandsbezogener Theorie. In C. Hopf, & E. (. Weingarten, *Qualitative Sozialforschung, 2. Aufl.* (S. 91-111). Stuttgart: Klett Cotta.
7. Helfer, O., & Winau, R. (1986). *Männer und Frauen der Medizin.* Berlin, New York: de Gruyter.
8. Ituarte, B. P. (2005). Die biographische Fallrekonstruktion nach Gabriele Rosenthal. In S. Gahleitner, s. Gerull, B. P. Ituarte, L. Schambach-Hardtke, & C. Streblow, *Einführung in das Methodensprektrum sozialwissenschaftlicher Forschung* (S. 87-103). Uckerland: Schibri-Verlag.
9. Kleemann, F. (2009, 1.Aufl.). *Interpretative Sozialforschung.* Wiesbaden: VS Verlag für Sozialwissenschaften GWV Fachverlage GmbH.
10. Mayring, P. (2002). *Einführung in die qualitative Sozialforschung. Eine Anleitung zu qualitativem Denken.* Weinheim und Basel: Beltz Verlag.
11. Rosenthal, G. (2008). *Interpretative Sozialforschung. Eine Einführung, 2. korr. Aufl.* Weinheim und München: Juventa.
12. Schütze, F. (1977). *Die Technik narrativen Interviews in Interaktionsfeldstudien, dargestellt an einem Projekt zur Erforschung von kommunalen Machtstrukturen (Arbeitsberichte und Forschungsmaterialien).* Bielefeld: Universität Bielefeld-Fakultät für Soziologie.
13. Strauss, A. L. (1991). *Grundlagen qualitativer Sozialforschung. Datenanalyse und Theoriebildung in der empirischen Forschung.* München: Wilhelm Fink.
14. Wiedemann, P. M. (1986). *Erzählte Wirklichkeit. Zur Theorie und Auswertung narrativer Interviews.* Weinheim: Psychologie Verlags Union.
15. https://www.bundesaerztekammer.de/baek/ueber-uns/aerztestatistik/2021/berufstaetige-aerztinnen-und-aerzte-2021
16. https://www.aerztinnenbund.de/AErztinnenbund-Rangliste_Bei_Professuren.73.0.2.html
17. BLK / Bund-Länder-Kommission (2003): Frauen in Führungspositionen an Hochschulen und außerhochschulischen Forschungseinrichtungen. Siebte Fortschreibung des Datenmaterials, Bonn, 2003, eigene Berechnungen

Danksagung

Mein Dank gilt allen Kolleginnen, die zu einem Interview bereit, sich geöffnet und sich damit mir und allen Leserinnen und Lesern anvertraut haben.

Weiterhin gilt mein Dank Frau Dr. Langer, die teilweise die Interviews geschrieben hat. Außerdem gilt mein Dank meinen Mitarbeitern, die die übrigen Interviews transkribiert haben.

Mein Dank gilt Herrn Joachim Mietusch, der die Interviews überarbeitet hat und in einen flüssigen, lesbaren Text verarbeitet hat.

Danken will ich allen, die mich seelisch, moralisch und tatkräftig unterstützt haben, damit dieses Buch fertig wird.